Annette Pitzer

Wechseljahre, mehr als Hitzewallungen

Annette Pitzer

Wechseljahre, mehr als Hitzewallungen

Warum Dir Wissen weiterhilft

Trainerverlag

Imprint

Cover image: Vom Autor bereitgestellt

Publisher:
Der Trainerverlag
is a trademark of
Dodo Books Indian Ocean Ltd., member of the OmniScriptum S.R.L Publishing group
str. A.Russo 15, of. 61, Chisinau-2068, Republic of Moldova Europe
Printed at: see last page
ISBN: 978-620-0-76821-6

Wechseljahre, mehr als Hitzewallungen

Jede Frau geht früher oder später durch die Zeit des Wechsels. Allerdings wird die Tatsache '10n vielen Frauen verdrängt oder nicht thematisiert. Missverständnisse, Selbstzweifel, Ängste und falsche Tabus führen dazu, dass es zu einer starken Verunsicherung bei uns Frauen kommen kann. Das Tabu Wechseljahre ist so groß, dass sich selbst Frauen untereinander kaum austauschen.
Viele Frauen glauben, dass die Wechseljahre den unausweichlichen Verfall bedeuten. Nun wird man endgültig faltig, vertrocknet und krumm. Die Zeit der Unsichtbarkeit und Unattraktivität hat begonnen. Ach ja und mit dem Sex ist es nun auch vorbei. Die besten Jahre im Leben einer Frau sind vorüber.
Es ist mir ein Anliegen, Ihnen durch diese Zeit zu helfen. Wissen ist Macht! Um die Wechseljahre gelassen und souverän zu meistern, ist es wichtig, über die körperlichen Prozesse, Symptome und Veränderungen so viel wie möglich zu wissen. Wer seinen Körper gut kennt und sich die Veränderungen die nun anstehen, erklären kann, ist in der Lage, sich selbst zu helfen oder bei Bedarf Hilfe zu suchen.
Und eines ist mir besonders wichtig: Sie sind nicht krank, Sie sind in den Wechseljahren.

Dr. Annette Pitzer ist Mikrobiologin, Heilpraktikerin, Schamanin, Gesundheitscoach und Bloggerin. Egal ob wissenschaftlich fundiert, Energiemedizin, traditionelle Medizin oder Schamanismus. Sie wandelt zwischen den Welten und bringt dieses Wissen in ihrer Praxis für integrative Medizin und Psychotherapie ein.

Wechseljahre mehr als Hitzewallungen
Warum Dir Wissen weiterhilft

Dr. Annette Pitzer

Für Dich geliebte Schwester!

Inhalt

Vorwort

Seit mehr als zwanzig Jahren beschäftige ich mich mit der Biologischen Hormontherapie und deren segensreichen Nutzen bei den vielfältigsten Frauenbeschwerden.

Noch in der Generation meiner Mutter war es verpönt über „so etwas“ zu sprechen. Die Frauen litten mehr oder weniger und still und heimlich und hofften, dass „das“ bald wieder vorbei geht.

Die Kenntnis über die Lebensphasen und die damit verbundenen Veränderungen im Körper und im Stoffwechsel war spärlich bis nicht vorhanden.

Was ich nicht kenne, kann Angst machen.

In den vergangenen Jahren sind immer mehr Bücher erschienen, die sich mit dieser Lebensphase und den damit verbundenen Veränderungen beschäftigen und mittlerweile gibt es eine Flut von Büchern, die die Wechseljahre aus verschiedenen Blickwinkeln beleuchten und für fast jede Frau das passende Buch, das ihr hilft, die Veränderungen zu verstehen und die vielfältigen Beschwerden, die damit verbunden sein können einzuordnen.

Gottseidank

Und jetzt noch ein Buch über Wechseljahre?

Ja, aber ein sehr brauchbares, das aufklärt und Mut macht selbstbewusst und gelassen mit diesem Lebensabschnitt umzugehen.

Dr.med. Dipl. Psych. univ. Annelie Friederike Scheuernstuhl

Dr.med. Dipl. Psych. univ. Annelie Friederike Scheuernstuhl ist Fachärztin für Allgemeine Medizin, Psychosomatik und Naturheilkunde. Sie arbeitet seit 2005 in einer Privatpraxis in Starnberg wobei ihr Spezialgebiet seit vielen Jahren die natürliche, biologische Hormontherapie ist.

Warum noch ein Buch über die Wechseljahre?

Weil es die letzte Chance im Leben einer Frau ist, ihre Macht anzuerkennen und anzunehmen, anstatt sich durch Hitzewallungen und Speckröllchen abschrecken zu lassen. Schon in jungen Jahren lernen viele Frauen, dass es wichtiger ist, schön zu sein als klug. Die Macht einer Frau beschränkt sich oft immer noch darauf, durch ihr Äußeres zu bestechen. Da unsere Hormone uns in unseren fruchtbaren Jahren da auch voll im Griff haben, ist es in dieser Zeit um einiges schwerer, sich selber aus dieser gesellschaftlichen Rolle herauszuholen. Nun, da wir von der Hormonproduktion zum Zwecke der Fortpflanzung befreit werden, ist es an uns, dem gesellschaftlichen Jugendwahn den Rücken zu kehren, uns unsere Körper und unsere Weisheit zurückzuerobern. Wer sich in dieser Wechselzeit nicht traut, traut sich in diesem Leben nicht mehr. Das großartige Potential, mit dem jede von uns geboren wurde, bleibt ungenutzt.

In diesem Buch geht es darum zu erklären, warum bestimmte Symptome in den Wechseljahren auftreten und was jede Frau selber oder mit Hilfe einer fähigen Therapeutin tun kann, damit sie gut durch diese Wechselzeit kommt. Aber es geht mir auch darum, mit Vorurteilen aufzuräumen und dazu anzuleiten, das eigene Leben selbstverantwortlich in die eigenen Hände zu nehmen. Ganz nach meinem Motto: „Wissen ist Macht“.

Geht das? Schauen Sie sich einmal um, wie nehmen Sie Frauen in den Wechseljahren wahr? Ich sehe zwei Verhaltenstypen. Da ist die frustrierte, jammernde, dickliche sich gehenlassende Frau deren Mundwinkel nach unten gezogen ist. Sie klagt über das Hexenhaar am Kinn, das sie nun nicht mehr auszupft, da es ja doch immer wieder kommt, färbt ihre Haare nicht mehr, weil die Mühe nicht lohnt, und geht auseinander wie ein Hefeteig. Sie schimpft auf alles und jeden, oder klagt wie eine professionelle Klagefrau. Man ist froh, wenn man sich verabschieden und diesem Alptraum entrinnen kann.

Dann gibt es die zweite Sorte, die fröhlich verkündet, dass sie gerade eine Hitzewallung hat und gepflegt über ihre Lebenspläne erzählt. Mit diesen Frauen umgibt man sich gerne, da sie ihre Wechseljahre mit

Humor und einer Portion Selbstironie nehmen. Nicht selten starten sie noch einmal mit einem lang ersehnten Projekt durch. Sie werden zu Leitfiguren und bringen viele wichtige Dinge an den Start.

Zu welcher Sorte Frau gehören Sie? Keine Bange, sollten Sie zur ersten Sorte gehören, muss das nicht so bleiben.

Sie sind nicht krank, Sie sind in den Wechseljahren

Wechseljahre sind neben der Angst vor Brustkrebs ein Thema, das viele Frauen mit Angst und Schrecken erfüllt. Warum ist das so? Weil eine Gesellschaft, in der nur Schönheit und Jugend einer Frau etwas zählt, alte Frauen ins Aus stellt. Schwupps bist Du auf der Ersatzbank, oder wirst sogar hinter die Kulissen verbannt. Alte Schauspieler bekommen Charakterrollen, alte Schauspielerrinnen machen sich lächerlich, wenn Sie versuchen, als Enddreißigerin durchzugehen. Für sie gibt es keine adäquaten Rollen. Die reife, weise Frau existiert in unserer Gesellschaft nicht. Daher rührt die Angst vor den Wechseljahren. Spätestens jetzt ist man ausgetrocknet, faltig, dick, unattraktiv, unsichtbar und grau.

Aus diesem Grund haben es die Pharmariesen so leicht, uns Frauen eine Therapie zu verkaufen, die nicht selten tödlich endet, die Hormon-Ersatz-Therapie. Doch jede Frau durchläuft die Wechseljahre, sie sind keine Krankheit, sondern ein natürlicher Reifungsprozess. Wenn es sich nicht um eine Erkrankung handelt, braucht es keine Therapie, wenn es doch nur so einfach wäre.

Niemand käme auf die Idee, einem Teenager, der pubertiert, Medikamente zu verpassen, um diese Phase zu verhindern oder zu beschleunigen. Das Spiel mit der Angst lässt viele Frauen in die Falle der Illusion tappen, die Wechseljahre ließen sich aufhalten oder verhindern.

Wissen hilft

Wer sich ohne Angst mit dem Thema Wechseljahre auseinandersetzt, ist allen anderen einen Schritt voraus. Daher ist es sinnvoll, sich mit den Veränderungen, die die Wechseljahre so mit sich bringen, zu beschäftigen. Dabei kann Ihnen dieses Buch helfen. Nicht immer ist es ein leichter Weg, das war die Pubertät auch nicht. Es kann aber durchaus ein Weg zu mehr Selbstliebe, Selbstakzeptanz und Freiheit sein. Es ist Zeit, dass wir diese Phase unserer Frauenleben anerkennen, feiern und unseren Platz als erfahrene Frau in dieser Gesellschaft einnehmen.

Der Zyklus des Lebens

Frauen sind zyklische Wesen und das bleiben sie, auch wenn sie nicht mehr menstruieren.

Zyklen sind kreisförmige Wandlungen, die sich immer wieder wiederholen. Wer sich dem körperlichen Zyklus anpasst, wird Glück und Gesundheit in sein Leben einladen. Es gibt Zeiten zum Arbeiten und Zeiten zum Ausruhen. Zeiten, in denen die Energie aufsteigt, und Zeiten, in denen sie absteigt. Wer versucht, in der absteigenden Phase große Leistungen zu erbringen, schadet seinem Körper, denn dies ist die Zeit der Innenkehr. Genauso ergeht es dem, der in der Zeit der Kraft versucht sich der Ruhe zu widmen, er wird viel Energie aufwenden müssen, um den kraftvollen Energiefluss zu unterdrücken.

In unserer modernen Welt sind wir von den Naturzyklen und auch von unseren weiblichen Zyklen komplett abgeschnitten. Das hat zur Folge, dass wir auch von unserer weiblichen Energie und Macht abgetrennt leben. Die Ursache für viele gesundheitliche und gesellschaftliche Probleme findet sich deshalb in dieser Trennung von Natur und unseren natürlichen Rhythmen.

Die Natur ist zyklisch

Die Erddrehung bestimmt den Zyklus von Tag und Nacht. Der Mond dreht sich um die Erde und bestimmt so den Monatszyklus. Der Lauf der Erde um die Sonne bestimmt unseren Jahreszyklus.

Ein Naturzyklus birgt Hoffnung, denn er zeigt uns, dass es sowohl eine Art von Beständigkeit aber auch regelmäßige Veränderung gibt. Ein Auf und Ab, das es zu akzeptieren und zu leben gilt.

Wer gerade einen Höhenflug erlebt, der wünscht sich natürlich, dass es ewig so weitergehen möge. Doch natürlich kommt unweigerlich die Abwärtsbewegung. Wer sich der zyklischen Regeln bewusst ist, wird davon nicht eiskalt erwischt und nimmt es hin, denn sie weiß, dass es am tiefsten Punkt unweigerlich wieder nach oben geht.

Ein Zyklus entsteht

Jeder Zyklus hat einen Anfang und ein Ende. Der Samen, der aus dem Ende des Pflanzenzyklus hervorgegangen ist, birgt das Versprechen des Anfangs in sich. Kommt er in die Erde, beginnt er zu sprießen und es erwächst eine neue Pflanze, die blüht, befruchtet wird, Samen trägt und so den Zyklus wieder beendet.

Lebenszyklen der Frau

Der weibliche Lebenszyklus verläuft vom Mädchen, wandelt sich zur wilden sexuell aktiven Frau, von da zur Mutter und dann zur weisen Frau. Alle vier Lebensphasen bergen unglaubliche Möglichkeiten.

Ich bin heiß – die Wechseljahre sind da

Nun haben sie mich also auch erwischt, die Wechseljahre. Ich gehe in jeder Jahreszeit durch meinen ganz persönlichen Sommer. Niemals hätte ich gedacht, dass ich einmal in kurzen Ärmeln laufe, wenn alle Jacken tragen. Ich, die ich im Hochsommer mit Socken ins Bett gegangen bin. Die Wechseljahre haben sich angeschlichen und mich dann, ganz ohne Vorwarnung, angesprungen. Oder habe ich die Vorzeichen nur nicht wahrhaben wollen oder sie falsch interpretiert. Viele Symptome in der Prämenopause schiebt man auf das Alter. Man ist halt keine 20 mehr. Wir leben in einem der aufgeklärtesten Zeitalter überhaupt, dennoch gibt es, gerade was das Älterwerden, und hier im Besonderen die Wechseljahre, betrifft, eine riesige Wissenslücke.

Jede Frau geht früher oder später durch die Zeit des Wechsels. Allerdings wird die Tatsache von vielen Frauen verdrängt oder nicht thematisiert. Missverständnisse, Selbstzweifel, Ängste und falsche Tabus führen dazu, dass es zu einer starken Verunsicherung bei uns Frauen kommen kann. Das Tabu Wechseljahre ist so groß, dass sich selbst Frauen untereinander kaum austauschen.

Ich bin heiß, hat nun eine andere Bedeutung als in dem Song von Nina Hagen. Viele Frauen glauben, dass die Wechseljahre den unausweichlichen Verfall bedeuten. Nun wird man endgültig faltig, vertrocknet und krumm. Die Zeit der Unsichtbarkeit und Unattraktivität hat begonnen. Ach ja, und mit dem Sex ist es nun auch vorbei. Die besten Jahre im Leben einer Frau sind vorbei.

Wechseljahre kommen nicht über Nacht

Hand aufs Herz, alt werden nur die Anderen und Wechseljahre treffen nur einen bestimmten Typ Frau. Verdrängung ist eine wichtige menschliche Eigenschaft, durch die wir in der Lage sind, unser Leben trotz unserer Sterblichkeit zu leben. Dennoch, das Leben ist zu 100 Prozent tödlich und jede Frau, die nicht in ihren jungen Jahren verstirbt, kommt in die Wechseljahre. Alle, ohne Ausnahme.

Doch gerade diese natürliche und unausweichliche Veränderung im Leben jeder Frau löst so tiefe Unsicherheit und Angst aus.

In einer Welt in der nur Jugendlichkeit und Schönheit als erstrebenswert gilt, wird das Unausweichliche zum Alptraum fast jeder Frau.

Wer aber auf die Zeichen achtet, hat eine Menge Zeit, sich mit der Tatsache „ich komme in die Wechseljahre" anzufreunden, denn ihr Beginn liegt weit vor der Zeit der letzten Regelblutung.

Die Phasen der Wechseljahre

Wechseljahre werden in drei Phasen eingeteilt: Die Prämenopause, die Perimenopause und die Postmenopause. Danach beginnt das Alter (Senum).

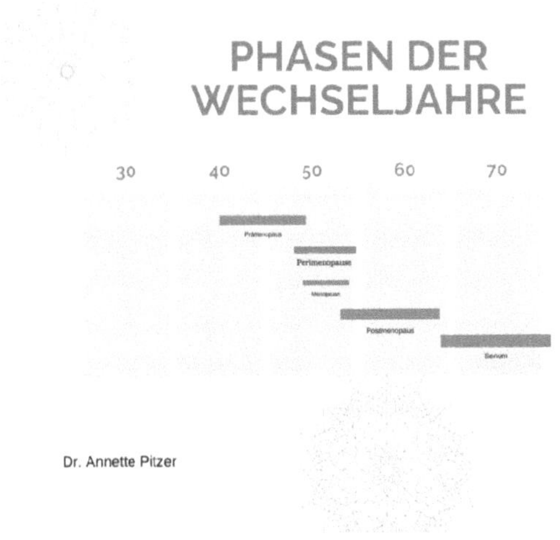

Die Prämenopause

Ab dem 40.-45. Lebensjahr lässt die Funktion der Eierstöcke nach. So die Lehrmeinung, doch in unserer heutigen Zeit beginnt dieser Prozess häufig schon mit Mitte 30. Es kommt immer häufiger zu Zyklen ohne Eisprung, was einen Rückgang des Progesterons im Blut zur Folge hat. Da die Östrogenproduktion unverändert bleibt, kommt es bei vielen Frauen nun zu einer sogenannten Östrogendominanz, mit all ihren Symptomen.

Was ist eine Östrogendominanz?

Das Verhältnis von Östrogen und Progesteron sollte im Idealfall nach dem Eisprung 1:200 sein. Meist werden nur Werte von 1:100 erreicht, was mittlerweile dann dem Normwert entspricht. Das bedeutet, dass auf ein Teil Östrogen 100 Teile Progesteron kommen sollen. Ist zu wenig Progesteron vorhanden, dann verändert sich dieses Verhältnis hin zum Östrogen und das hat Folgen. Es kommt zu Beschwerden wie:

- Allergieneigung
- Beschleunigtes Altern
- Bluthochdruck
- Brustspannen - Mastopathie
- Depressionen
- Eierstockzysten
- Endometriose
- Erschöpfung
- Gelenkbeschwerden
- Gewichtszunahme
- Haarausfall
- Hitzewallungen
- Kopfschmerzen
- Mangelnde Libido
- Myome
- Osteoporose
- Schilddrüsenunterfunktion
- Schlaflosigkeit
- Schwindelanfälle
- Stimmungsschwankungen
- Trockene Haut

- Unfruchtbarkeit
- Wassereinlagerungen
- Zyklusstörungen verschiedenster Art

Die Liste ist bei weitem nicht vollständig!

Am häufigsten leiden Frauen in dieser Phase an PMS, Stimmungsschwankungen und Zyklusunregelmäßigkeiten.

PMS –Prämenstruelle Syndrom

Das Hauptmerkmal eines prämenstruellen Syndroms ist das wiederkehrende Auftreten von psychischen und physischen Problemen vor der Menstruation.

Körperliche Symptome:

- Bauch- und Rückenschmerzen
- Empfindlichkeit, Spannungen und Schwellungen der Brüste (sog. Mastodynie)
- Erschöpfung (Müdigkeit, Abgeschlagenheit)
- Hautveränderungen und Wasserablagerungen in der Haut (sog. Ödeme)
- Kopfschmerzen oder sogar Migräne
- Krämpfe im Unterleib
- Verdauungsprobleme (Durchfall)

Psychische Symptome:

- Aggression und Reizbarkeit
- Antriebslosigkeit
- Panikattacken und Angstzustände
- Sinkendes Selbstwertgefühl, bis hin zu depressiven Phasen
- Starke Stimmungsschwankungen

Auch in jungen Jahren kann eine Frau eine Östrogendominanz aufweisen und dann an dem sogenannte Prämenstruelle Syndrom (PMS), das sich vor allem einige Tage vor der Regelblutung bemerkbar macht, leiden.

Die Perimenopause

Die Perimenopause ist die zweite Phase der Wechseljahre und beginnt zwischen dem 45.-50. Lebensjahr. In ihr lässt nun auch die Östrogenproduktion rasch nach. Nun kommt es immer häufiger zu Zyklen ohne Eisprung, was einen noch stärkeren Progesteronmangel nach sich zieht. Immer unregelmäßigere Monatszyklen sind die Folge.

In der späten Perimenopause lässt die Hormonproduktion immer weiter nach, bis sie fast vollständig eingestellt wird. Nun nehmen für viele Frauen die typischen Wechseljahrsbeschwerden immer mehr zu.

Die Menopause

Im Schnitt treten wir Frauen mit 51 Jahren in die Menopause ein. Als Menopause bezeichnet man den Zeitpunkt, in der die Eierstöcke keine Eier mehr springen lassen. Es kommt also auch nicht mehr zu einer vom Eierstock gesteuerten Regelblutung. Der exakte Zeitpunkt der Menopause wird rückwirkend festgelegt. Man spricht von der Menopause, wenn 12 aufeinanderfolgende blutungsfreie Monate durchlaufen wurden.

Die Postmenopause

Zeitgleich mit der Menopause beginnt die dritte und letzte Phase der Wechseljahre, die Postmenopause. Nach dem Eintritt in die Menopause benötigt der weibliche Körper noch 2-5 Jahre, um sich auf den versiegten Hormonspiegel einzustellen. Östrogen wird in dieser Phase nur noch durch Fettgewebe sezerniert.

Was passiert in den Wechseljahren?

Wenn wir die Wechseljahre verstehen wollen, müssen wir uns kurz mit dem weiblichen Zyklus beschäftigen.

Der weibliche Zyklus

Immer wieder bemerke ich in meiner Praxis, dass viele Frauen nichts über ihren Zyklus wissen. Sie beschäftigen sich nicht gerne damit und finden „das Ganze" eigentlich nur lästig. Hinzu kommt, dass viele schon fast ihr gesamtes Leben als Frau hormonell verhüten und deshalb keine Ahnung über den weiblichen Zyklus, geschweige denn ihren eigenen Zyklus, haben. Falls sie eine Blutung haben, ist es eine Abbruchblutung und keine Regelblutung. Auch das ist vielen Frauen nicht bewusst. Frage ich, ob ein regelmäßiger Zyklus besteht, wird das bestätigt. Erst wenn ich in der Anamnese nach den eingenommenen Medikamenten frage, stellt sich dann heraus, dass die Antibabypille im Einsatz ist.

Ein Zyklus beginnt mit dem ersten Tag der monatlichen Blutung. In dieser Zeit, in der die Gebärmutterschleimhaut (Endometrium) abgebaut und abgestoßen wird, reifen in den Eierstöcken neue Follikel heran. Das Follikel stimulierende Hormon (FSH) aus der Hirnanahangdrüse (Hypophyse) sorgt dafür, dass der Follikel heranreift. Letztendlich kommt in der Regel nur ein Follikel mit einer Eizelle zur Reife.

Die ersten 14 Tage des Zyklus lassen das Follikel auf eine Größe von zwei Zentimetern reifen. Je größer das Follikel wird, desto mehr Östradiol wird gebildet. Die Höhe des Östradiolspiegels zeigt dem Gehirn an, dass es nun zum Eisprung kommen kann. Die Hirnanhangdrüse (Hypophyse) setzt nun luteinisierendes Hormon (LH) frei. Das luteinisierende Hormon lässt das Ei aus dem Follikel in den Eileiter springen, der Eisprung (Ovulation) ist erfolgt.

Der leere Follikel fällt in sich zusammen und entwickelt sich zum Gelbkörper (Corpus luteum), der das Gelbkörperhormon Progesteron produziert.

Progesteron und Östrogen sorgen nun dafür, dass sich die Gebärmutterschleimhaut aufbaut, um einem befruchteten Ei die optimale

Umgebung zu gewährleisten. Der Gelbkörper bleibt ungefähr 14 Tage aktiv. Nistet sich in dieser Zeit kein befruchtetes Ei ein, bildet sich der Gelbkörper zurück, die Progesteronproduktion sinkt und es kommt zur Monatsblutung (Menstruation).

Die Rolle des Progesterons

Wie beschrieben wird Progesteron während des Zyklus nach dem Eisprung vom Follikel gebildet. Ist es zu einer Schwangerschaft gekommen, produziert auch die Plazenta Progesteron.

Progesteron bereitet die Gebärmutterschleimhaut auf das Einnisten eines befruchteten Eis vor. Darüber hinaus hat Progesteron noch viele weitere Funktionen im Körper. Es wirkt beruhigend, angstlösend, schlaffördernd und fördert die Osteoplasten, das sind die Knochenzellen, die den Knochen aufbauen.

Die Rolle von Östrogen

Östrogene (Estrogene) sind weibliche Geschlechtshormone. Zur Gruppe der Östrogene zählen das Östron (Estrol), das Östradiol (Estradiol) und das Östriol (Estriol). Wenn im Text Östrogenen geschrieben wird sind daher immer eines oder alle dieser Vertreter der Gruppe gemeint.

Sie werden in den Granulosazellen (Follikelepithelzellen) des Ovars synthetisiert. Aber auch in der Nebennierenrinde, dem Fettgewebe und der Plazenta können sie, solange das Enzym Aromatase vorhanden ist, gebildet werden.

Bei Östron handelt es sich um ein wichtigstes Östrogen (ein Geschlechtshormon) der postmenopausalen Frau. Es stammt aus den Eierstöcken sowie indirekt aus der Umwandlung bestimmter Nebennierenrindenhormone im Fettgewebe.

Östradiol ist das wirksamste natürliche Östrogen. Es wird vor allem in den Follikeln der Eierstöcke gebildet.

Östriol hat nur geringe biologische Wirkung, da es ein Abbauprodukt der anderen Östrogene darstellt. Allerdings steigt seine Konzentration in der Schwangerschaft an. Östriol ist sehr wichtig für die Vitalität der

Körperschleimhäute und es ist hilfreich bei der Unterstützung des Harntraktes.

Die Hauptaufgabe der Östrogene ist der Erhalt der Fruchtbarkeit und des Sexualtriebs. Sie bestimmen die weibliche Körperform, die Hautelastizität und den Behaarungstypus der Frau. Östrogen, hier das Östriol, ist für die Befeuchtung der Augen und der Scheide maßgeblich.

Viele weitere Funktionen wie Gedächtnisleistung, Blutdruck und Zuckerstoffwechsel sind östrogenabhängig.

Als Beispiel kann die Tatsache dienen, dass Frauen vor der Menopause ein deutlich niedrigeres Herzinfarktrisiko aufweisen als Männer. Das Herzinfarktrisiko gleicht sich nach der Menopause dann dem der Männer an.

Östrogen, hier das Östradiol, wirkt kurzzeitig hemmend auf die Osteoklasten, die Zellen, die den Knochenabbau fördern.

Hormonelle Veränderung in den Wechseljahren

Die Eizellen einer Frau gehen in den Wechseljahren zur Neige und die Eierstöcke stellen langsam ihre Funktion ein. Das ist der Grund, warum die Produktion der weiblichen Hormone nun absinkt.

In der Prämenopause und der Perimenopause kommt es immer häufiger zu Zyklen ohne Eisprung. Logischerweise sinkt deshalb zuerst die Progesteronbildung ab, da ohne Eisprung kein Progesteron gebildet werden kann. Es kommt immer häufiger zu unregelmäßigen Zyklen.

Das führt in der Prämenopause, aber auch in der Perimenopause zur sogenannten Östrogendominanz (siehe oben), mit all den erwähnten Symptomen.

Am Ende der Wechslejahre unterscheidet sich der weibliche Progesteronwert nicht mehr von dem eines Mannes.

Im weiteren Verlauf der Wechseljahre fällt auch die Östrogenkonzentration ab. Progesteronmangel und Östrogenmangel verursachen dann Beschwerden wie:

- Abgeschlagenheit
- Depressive Verstimmungen
- Gewichtszunahme
- Haarausfall
- Herzklopfen
- Hitzewallungen
- Libidoverlust
- Nächtliche Schweißausbrüche
- Schlafstörungen
- Trockene Scheidenschleimhäute
- Und viele mehr

Während Progesteron und Östrogen in den Wechseljahren absinken, steigen die Hypophysenhormone FSH und LH an, da die Eierstöcke dazu gebracht werden sollen, wieder ihre Hormonproduktion aufzunehmen. Nach Anstieg des FSH-Wertes dauert es noch mehrere Jahre, bis die Menopause beginnt.

Zyklusbeschwerden

Zu Beginn der Wechseljahre stellen die Eierstöcke langsam ihre Hormonproduktion ein. Immer häufiger kommt es zu Zyklen ohne Eisprung, sodass das Progesteron in diesem Zyklus ausbleibt. Aber auch das Östrogen wird deutlich weniger gebildet als zuvor. Dies alles führt zu unregelmäßigen Zyklen. So kann es sein, dass die Monatszyklen sich verkürzen oder verlängern. Verkürzte Zyklen belasten wegen des vermehrten Blutverlustes. Bei verlängerten Zyklen hat die betroffene Frau vielleicht Angst, trotz Verhütung schwanger geworden zu sein.

Zusätzlich treten nun auch Schmierblutungen, Zwischenblutungen oder langanhaltende Blutungen auf. Ich erinnere mich noch sehr gut, dass ich einmal acht Wochen ohne Unterbrechung menstruiert habe. Aufgrund der in dieser Zeit auftretenden hormonellen Dysbalance kommt es nun auch bei vielen Frauen vermehrt zum prämenstruellen Syndrom (PMS). Die charakteristischen Beschwerden vor der Menstruation reichen von Kopfschmerzen, Brustspannen, Stimmungsschwankungen bis zu Wassereinlagerungen von mehreren Kilogramm.

Welche Gründe haben die Zyklusauffälligkeiten?

Zum einen, reifen immer seltener Follikel heran. Aber auch bei herangereiftem Follikel bleibt immer öfter der Eisprung aus. Der Follikel produziert dann über einen zu langen Zeitraum stetig Östrogen. Gleichzeitig fehlt das Progesteron, sodass sich eine Östrogendominanz, mit all ihren Symptomen, einstellt. Das Östrogen sorgt immer weiter dafür, dass sich die Gebärmutterschleimhaut aufbaut, das kann dazu führen, dass die Gebärmutterschleimhaut unverhältnismäßig stark aufgebaut wird. Dies führt dann zu einer besonders starken und/oder langanhaltenden Blutung.

Besprechen Sie anhaltende oder starke Blutungsstörungen mit Ihrer Frauenärztin. Das gilt auch für den Fall, dass es zu einer Blutung längere Zeit nach dem Eintreten der Wechseljahre kommen sollte. Wobei meist nur das Hormon Progesteron fehlt.

Auf einmal bis Du alt

Göttinnen altern doch!

Viele von uns kennen und lieben das Buch von Christiane Northrup „Göttinen altern nicht“. Dennoch hat mich der Titel schon immer irritiert. Der Untertitel „Wie wir der Zeit die Macht nehmen, indem wir uns für die Fülle des Lebens entscheiden“, gefällt mir umso besser. Dennoch, Fakt ist, wenn wir großes Glück haben, dann werden wir alt. Wenn wir versuchen jung zu bleiben, dann stressen wir uns unnötig und sehen schneller alt aus. Nicht falsch verstehen, es geht nicht darum, sich gehen zu lassen. Aber egal was wir alles tun, es wird das Altern nicht verhindern!

In Würde altern, warum wir das Älterwerden zum Problem machen

Erst einmal, um es klar zu stellen, ich finde dieses in Würde altern echt schräg. Warum wird das zu einem so gigantischen Thema gemacht, das Altern? Schon als Kind konnte ich mit diesem Jugendwahn so gar nichts anfangen. Ich erinnere mich noch gut, dass meine Mutter an ihrem 30. Geburtstag totunglücklich war. Ab da wurde jede kleine Falte bekämpft, jedes ergraute Haar ausgerissen und das Selbstbewusstsein sank mit jeder vernichtenden Selbstbegutachtung ins Bodenlose. Ich habe mit großem Erstaunen zugesehen. Selbst meine Versuche ihr zu versichern, dass sich wirklich gar nichts geändert habe, führten nur zu noch größerem Frust und meist auch zu bösen Erwiderungen. Damals mit zehn Jahren habe ich mir geschworen, dass es mir nicht so gehen wird.

Mit 50 ändert sich vieles

Meinen 50. Geburtstag habe ich mit großer Freude begangen. Ich freute mich, dieses Alter erreicht zu haben. Auch hier stieß ich auf viel Unverständnis in meiner Umgebung. Auch Hohn und Spott blieb nicht aus.

Schleichend begann die Veränderung

Die Wechseljahre schlichen sich ein, mit all ihren Auswirkungen auf Gedächtnis, Körperbau und Hautbeschaffenheit. Und plötzlich war es gar nicht mehr so lustig. An Stelle meiner immer kräftigen Muskulatur trat Fettgewebe, obwohl ich weiterhin dasselbe körperliche Training hatte. Aufgrund des Muskelabbaus fiel mir körperliche Arbeit schwerer. Mein Stoffwechsel verlangsamte sich und ich nahm an Gewicht zu. Mit meinen 175 cm Körpergröße hatte ich bisher nie mehr als 55 kg gewogen und nun wog ich 65 kg. Innerhalb von drei Monaten hatte ich 10 kg zugenommen. Meine bisher eher fettige Haut wurde trocken und die Gesichtskonturen sackten ab. Hängebäckchen, was ein Graus. Auch meine Gedächtnisleistung ließ beträchtlich nach. Mein Lebensgefühl und mein unbändiger Elan drohten sich aufzulösen. Jetzt musste etwas passieren.

Lieben - Lachen - Essen – Bewegen

Zum Glück lebe ich in einer Beziehung, in der mein Mann auf meine Veränderungen liebevoll und achtsam reagiert hat. Ich will mir gar nicht vorstellen, wie es gewesen wäre, wenn mein Mann zu der Sorte gehören würde, die das Selbstbewusstsein der Partnerin in dieser Wandelzeit systematisch untergraben. So wurde diese Herausforderung behutsam zu einer stärkenden Erfahrung für uns beide, nach dem Motto „Wir haben Wechseljahre".

Fröhlichkeit und Lachen gehört zu meinem Leben in allen Lebenslagen einfach dazu. In der ersten Wechselzeit ist mir das Lachen häufig abhandengekommen. Ich fürchtete schon, in eine leichte Depression zu versinken. Es hat mir so gefehlt, dass ich es mir zurückgelacht habe. Jede Gelegenheit, die sich bot, habe ich genutzt, um ein wenig zu lachen. Dann habe ich das Lachen ausgedehnt, so richtig albern. Mittlerweile bin ich in der Lage, mich richtig fröhlich zu lachen. Ich kann es nur empfehlen, es wirkt. Lachen Sie auch, wenn es Ihnen gerade gar nicht danach ist. Danach fühlen Sie sich viel, viel besser.

Meine Essgewohnheiten stellte ich rigoros um. Weniger Kalorien, da der Stoffwechsel sich drastisch verlangsamt hatte. Ich gab mein veganes

Leben auf und integrierte Eier und Fisch in meinen Speiseplan. Nachdem ich Eier in meinen Speiseplan eingebaut hatte, wurde meine Muskulatur sehr schnell besser.

Bewegung ist mein Schwachpunkt, das muss ich zugeben. Es wird gerade wieder etwas besser, aber die bleierne Müdigkeit in der ersten Zeit der Wechseljahre hat mich immer wieder abgehalten, mich kontinuierlich zu bewegen. Davor bin ich drei Mal in der Woche zwei Stunden gelaufen und habe fast täglich Yoga praktiziert. Sie sehen, Schritt für Schritt hole ich mir mein Leben zurück!

Und plötzlich bist Du frei!

Wie die Wechseljahre Dich befreien

Im letzten Kapitel „Und plötzlich bist Du alt – Göttinen altern doch" habe ich über meine körperlichen Erfahrungen bezüglich der Wechseljahre berichtet. Damit nicht der Eindruck entsteht, die Wechseljahre hätten nicht auch absolut phantastische Auswirkungen auf Dein Leben, nun der zweite Teil der Geschichte.

Die Menopause

Welche Frau freut sich nicht, wenn das ständige Menstruieren ein Ende hat? Zugegeben, viele Frauen fühlen sich nach der Menstruation gereinigt und schätzen die sanfte Entgiftung durchaus. So ging es mir auch, dennoch trauere ich den Menstruationskrämpfen, den Migräneanfällen, den Stimmungsschwankungen oder der PMS in keiner Weise nach.

Viele Frauen definieren ihre Weiblichkeit durch ihre Fruchtbarkeit. Aber mal ehrlich, wenn der Kinderwunsch abgeschlossen ist, oder nie bestand, bin ich dann weniger weiblich? Das Gegenteil ist oft der Fall, wenn man keine Angst mehr vor einer ungewollten Schwangerschaft haben muss, erwacht bei vielen Frauen zum ersten Mal ihre volle Sinnlichkeit. Auch wenn die Verhütung mit Medikamenten mit Hormonwirkung beendet ist, erwacht die weibliche Sexualität bei vielen Frauen, nicht selten zu deren Erstaunen.

Mit 50+ werde ich als Frau nicht mehr wahrgenommen

Immer wieder beklagen sich Frauen bei mir, dass sie mit 50+ nicht mehr als Frau wahrgenommen werden. Eine Patientin drückte das so aus: „Wenn ich früher einen Raum betrat, verdrehten sich alle Männer den Kopf, um einen Blick auf mich zu erhaschen und alle Frauen, um mir einen bösen Blick zuzuwerfen. Heute bin ich weniger als Luft".

Ich gehörte nie zu den Frauen, wegen der man sich den Hals verdrehte, deshalb leide ich nicht unter dieser Auswirkung. Das Gegenteil ist der Fall, mit zunehmendem Alter wird meine Kompetenz, die ich auch in jungen Jahren schon besaß, immer mehr anerkannt. Ich muss sie nicht einmal mehr unter Beweis stellen. Das ist sehr befreiend für mich und lässt mein inneres Licht leuchten.

So sollte es zwar nicht sein, denn Leistung ist Leistung, egal in welchem Alter man sie erbringt, doch ich beschwere mich nicht, sondern genieße dieses Geschenk. Der Kampf ist gewonnen, auch wenn ich nicht aktiv dazu beigetragen habe, denn altern tun wir automatisch ohne große Anstrengung. Für Männer bin ich kein begehrenswertes Objekt mehr, sondern gehöre nun als Neutrum dazu. Für Frauen bin ich, wenn ich mit ihren Männern fachsimple, keine Konkurrenz mehr, sondern werde gar nicht mehr wahrgenommen.

Kein Zickenkrieg mehr

Ich erinnere mich noch gut an Zeiten im Labor, in denen ich mit vielen MTAs zusammenarbeiten musste. Das sind keine schönen Erinnerungen. Die älteren Kolleginnen beneideten einen wegen der eigenen Jugend und den besseren Chancen. Sie warfen einem Knüppel zwischen die Beine, wann immer sich eine Gelegenheit dafür bot. Die jungen Kolleginnen konkurrierten um die Blicke der männlichen Mitstreiter (obwohl man selber gar kein Interesse zeigte) und beäugten jedes neue Kleidungsstück mit missgünstigen Augen. Wie oft fühlte ich mich wie beim Spießrutenlaufen. Dabei sehnte ich mich nur nach Unterstützung.

Heute kann ich wachsen so viel ich will und anziehen was ich will, keine andere Frau fühlt sich mehr bedroht und zickt rum. Von meinem Verstand kann ich so viel Gebrauch machen wie ich mag und keine unterstellt mir eine unlautere Absicht in Bezug auf einen von ihr ins Visier genommenen Mann. Wenn doch, bemerke ich es in meiner Weisheit gar nicht und die Damen verlassen meinen Orbit. Das ist Freiheit, liebe Frauen.

Meine Körperweisheit ist erwacht

Ja, ich muss zugeben, dass ich meinen Körper, mit seinen Wünschen nach mehr Ruhe, oft vernachlässigt habe. Die gesundheitlichen Aspekte habe ich zwar schon immer beachten müssen, da ich an einigen

Erkrankungen leide, die Zuwendung unabdingbar machen. Mit 50+ ist es nicht mehr so einfach, über sein Energielevel hinaus zu agieren. Ich durfte lernen auch hier meiner Körperweisheit zu vertrauen. Ein wunderbares, leichtes und befreiendes Erlebnis, das ich der Weisheit meines Alters verdanke.

Wechseljahre und plötzlich ist der Akku leer

Immer nur schlapp?

Viele Frauen haben in den Wechseljahren keinerlei Beschwerden, außer einer bleiernen Müdigkeit. Andere haben das Gefühl, an jedem Wechseljahrssymptom, das je beschrieben wurde, zu leiden. Allen gemeinsam setzt aber die Erschöpfung und Lustlosigkeit am meisten zu. Für diese Erschöpfung in der Menopause gibt es verschiedene Gründe und die meisten kann man behandeln.

Eisenmangel

In der Prämenopause kommen immer häufiger Zyklen ohne Eisprung vor, das bringt den Hormonhaushalt mächtig durcheinander. Aufgrund des fehlenden Progesterons wird in der Gebärmutter eine größere Schleimhaut aufgebaut. Kommt es dann zur Monatsblutung, führt dies zu einem höheren Blutverlust. Bei einigen Frauen sind in dieser Zeit die Blutungen so schlimm, dass sie nicht arbeiten können, oder so stark bluten, dass sie die Gynäkologin aufsuchen müssen.

In dieser Lebensphase treten auch häufiger Myome auf, die ebenfalls zu starken Blutungen führen können.

Aufgrund der unregelmäßigen Hormonproduktion kann die Menstruationsblutung in dieser Zeit auch deutlich verlängert sein, oder es können Zwischenblutungen auftreten.

All dies führt zu einem massiven Eisenverlust der Frau, in deren Folge sich eine Anämie (Blutarmut) entwickelt. Wer an einer Anämie leidet, dessen Körper wird nicht mehr ausreichend mit Sauerstoff versorgt. Eisen wird für die Herstellung des Hämoglobins und Myoglobins benötigt, die für Transport und Speicherung von Sauerstoff im Körper verantwortlich sind. Das Sauerstoffdefizit hat Leistungsschwäche, Gedächtnisstörungen und Müdigkeit zur Folge.

Ein Bluttest, in dem die Parameter Eisen (im Vollblut) und Ferritin (Eisenspeicher) getestet wird, gibt schnell Aufschluss über einen Eisenmangel.

Was können Sie selber tun?

Ein geringer Eisenmangel lässt sich mit einer eisenreichen Ernährung regulieren. Bei einem starken Mangel funktioniert das meist aber nicht mehr. Der gehört dann in die Hand einer erfahrenen Therapeutin.

Schlafstörung durch Hitzewallungen

Ein weiterer Grund für Erschöpfungszustände während der Wechseljahre sind Schlafstörungen.

Ein Eisenmangel kann auch hier der Grund für die Schlaflosigkeit sein. Meist sind es aber Hitzewallungen, die den Schlaf unterbrechen und unruhig machen. Aufgrund der ungewohnten Hormonkonstellation setzt sich dann häufig auch noch ein Gedankenkarussell in Gang, das ein erneutes Einschlafen zusätzlich erschwert.

Was können Sie selber tun?

Bauen Sie tagsüber kurze Ruhephasen ein. Sorgen Sie für ein kühles Schlafzimmer mit atmungsaktivem Bettzeug aus Naturfasern. Wenn das Gedankenkarussell Sie wachhält, versuchen Sie nicht krampfhaft wieder einzuschlafen, sondern stehen Sie auf und lesen etwas Erbauliches, hören entspannende Musik oder meditieren.

Schlafstörungen aufgrund einer Schilddrüsenunterfunktion

In der Prämenopause und am Anfang der Menopause kommt es, aufgrund der fehlenden Eisprünge, zu einer sogenannten Östrogendominanz. Das bedeutet, das Verhältnis Östrogen zu Progesteron gerät aus dem Gleichgewicht. Dies kann eine indirekte Schilddrüsenunterfunktion auslösen. Hierbei sind die Werte fT3 und fT4 normwertig, aber der TSH-Wert ist erhöht. Eine Östrogendominanz verhindert die Verwertung der Schilddrüsenhormone.

In diesem Fall bringt eine Behandlung der Schilddrüse keinen Nutzen, da die Ursache ja die Östrogendominanz ist.

Was können Sie selber tun

Lassen Sie Ihre Hormone bei einer erfahrenen Therapeutin bestimmen. Aufgrund Ihrer Werte kann dann Ihre individuelle Therapie erstellt werden.

Das Klimakterium oder die Wechseljahre der Frau - Aufbruch in einer neuen Lebensphase

Wissen ist Macht!

Um die Wechseljahre gelassen und souverän zu meistern, ist es wichtig, über die körperlichen Prozesse, Symptome und Veränderungen so viel wie möglich zu wissen. Wer seinen Körper gut kennt und sich die Veränderungen, die nun anstehen, erklären kann, ist in der Lage, sich selbst zu helfen oder bei Bedarf Hilfe zu suchen. Und eines ist mir besonders wichtig: **Sie sind nicht krank, Sie sind in den Wechseljahren.**

Sie können die Wechseljahre nicht verhindern, aber Sie können lernen, in ihnen zu lachen, zu tanzen, zu lieben und zu leben, um gestärkt aus ihnen hervorzugehen! Es ist die Metamorphose der erwachsenen Frau. Entsteigen Sie dieser feurigen Zeit als neue gereifte Frau, wie der Phönix aus der Asche.

Wechseljahre Wandlungsjahre

Warum Wechseljahre Sie näher zu Ihrer weiblichen Urkraft bringen

Wechseljahre haben einen schlechten Ruf. Spätestens dann wird uns Frauen nachgesagt, dass wir zwangsläufig alt, krank, unattraktiv, mürrisch, unsichtbar, traurig oder resigniert sind. Man verwelkt einfach jeden Tag ein bisschen mehr.

Das ist auch der Grund dafür, dass viele Frauen sich trotz der gravierenden Nebenwirkungen Medikamente mit Hormonwirkung verschreiben lassen.

Das alles ist ein großer Irrtum

Die Wechseljahre, die Zeit zwischen dem 40. Lebensjahr bis zur Menopause, also der letzten Regelblutung, ist biologisch gesehen nur die Zeit, in der unsere Eierstöcke erst in Altersteilzeit und dann in Rente gehen. Das hat für eine Frau natürlich Folgen, da wir innerhalb weniger Jahre einen großen Teil unserer hormonellen Versorgung verlieren. Da die Menopause ca. in der Mitte unseres Lebens beginnt, bleibt da ein halbes Leben übrig.

Hormone, die Peitsche der jungen Frauenjahre

Durch unsere Hormone sind wir sozusagen in einem Hormonkorsett gefangen. Die Hormone bringen uns dazu, ein Nest bauen zu wollen, Kinder haben zu wollen, Familie als oberste Priorität zu sehen, für das Wohl der anderen unsere Belange zurückzustellen, in einer schlechten Beziehung auszuharren, die Wünsche von Mann und Kindern über unsere zu stellen, uns den Wünschen und Bedürfnissen der Eltern und Schwiegereltern zu unterwerfen, die eigene Karriere zurückzustellen, oder mit der Familie in Einklang zu bringen und uns aufzuopfern.

Das alles hat mit den Wechseljahren ein Ende. Jetzt kommt die Zeit für „Dein Ding". Die fehlenden Sexualhormone bringen unsere Essenz wieder zum Vorschein. Viele Frauen können nun wieder klar ihre

Prioritäten für die eigenen Belange setzen. Das Grandiose dabei ist, dass sie dabei ihre gesamten Erfahrungen aus den Jahren davor in die Waagschale werfen können.

Körperliche Symptome der Wechseljahre verstehen und behandeln

Zugegeben, die Wechseljahre können eine Herausforderung sein, denn sie bringen das eine oder andere Symptom mit sich. Zum Glück kennen wir uns heute mit bioidentischen Hormonen aus und es ist möglich, viele der Symptome abzumildern. Dennoch bleibt es eine Herausforderung für jede Frau. Doch niemand muss da alleine durch. Es gibt mittlerweile eine Vielzahl gut ausgebildeter Therapeutinnen, die Ihnen gerne zur Seite steht.

Doch die Wechseljahre erfordern mehr als eine sanfte Hilfe beim Hormonausklang. Es ist notwendig die Ernährung, die Sportroutine, die Schlafhygiene, die Pflegeroutine und den Lifestyle anzupassen, um eine aktive, freie und selbstbestimmte zweite Lebenshälfte genießen zu können. Auch hier ist es sinnvoll, sich einen Gesundheitscoach für ein Wechseljahre-Coaching an die Seite zu holen. Es geht schließlich um die Hälfte Ihres Lebens.

Tanz der Hormone – oder wie verlaufen die Wechseljahre?

Wechseljahre verlaufen in drei Phasen, die langsam ineinander übergehen. Jede Phase hat ihre spezifischen Symptome. Die Wechseljahre beginnen mit der Prämenopause um das 40. Lebensjahr und halten zwischen vier bis sieben Jahre an. Danach tritt die Frau in die Perimenopause ein, die zwei bis vier Jahre anhält. Die Perimenopause geht dann in die Postmenopause über, die acht bis 12 Jahre anhält. Danach ist die Menopause beendet und wir treten ins Senium ein. Die Wechseljahre haben keinen linearen Verlauf. Auch die Altersangaben sind nicht starr zu betrachten. Manche Frauen kommen viel früher in den Wechsel, andere eher später. Dennoch durchläuft jede Frau die drei Phasen.

Eine Ausnahme stellen Frauen dar, die aufgrund einer Erkrankung eine Hysterektomie inklusive Adnexektomie durchführen lassen mussten. Werden neben der Gebärmutter auch die Eierstöcke (Adnexe) operativ entfernt, kommt die betroffene Frau ohne Prämenopause und kurzer bis fehlender Perimenopause in die Postmenopause.

Rein statistisch gesehen leidet ein Drittel der Frauen in den Wechseljahren an keinerlei Symptomen. Ein weiteres Drittel ist mittelstark und ein Drittel sehr stark von Symptomen betroffen.

In die Wechseljahre kommen nur alte Frauen, wirklich?

Vorzeitige Wechseljahre (Climacterium praecox)

Ein Phänomen, das sich leider immer häufiger zeigt, sind die vorzeitigen Wechseljahre. Von vorzeitigen Wechseljahren spricht man, wenn bei Frauen die Eierstockfunktion vor dem 40. Lebensjahr erlischt. Eine betroffene Frau hat dann keine Regelblutung mehr und ist unfruchtbar. Bisher betraf das ein Prozent der Frauen in Deutschland. Die Dunkelziffer scheint allerdings höher zu liegen, da viele Frauen bis über das 40. Lebensjahr hinaus hormonelle Verhütungsmittel einnehmen. Unter Einnahme der Kontrazeptiva wird der normale Menstruationszyklus unterdrückt, sodass das Ausbleiben der Menstruation überhaupt nicht wahrgenommen werden kann. Aufgrund der Fakeblutung durch die Pillenpause glauben viele Frauen, sie hätten einen regelmäßigen Monatszyklus. Von Vorzeitigen Wechseljahren könnten bis zu fünf fünf Prozent der deutschen Frauen betroffen sein.

Ein Problem hierbei ist, dass immer mehr Frauen ihren Kinderwunsch sehr weit nach hinten stellen und erst mit Mitte-Ende 30 oder Anfang 40 versuchen, schwanger zu werden. Für immer mehr Frauen ist das dann nicht mehr möglich.

Da wir immer noch glauben, dass nur Frauen jenseits der 50 in die Menopause kommen, werden bei jüngeren Frauen die Symptome der Menopause oft dieser nicht zugeordnet. Ein unnötiger und frustrierender Arztbesuch folgt dem nächsten, da nach einer Erkrankung gesucht wird, die es so nicht gibt.

Natürlich kommen auch junge Frauen, denen aus einem medizinischen Grund die Eierstöcke entfernt werden müssen, sofort nach diesem Eingriff in die Wechseljahre.

Wann sollten Sie an vorzeitige Wechseljahre denken?

Verringerte Libido

Sie sind in einer glücklichen Beziehung, aber die Lust auf Sex lässt mehr und mehr nach. Oder Sie waren als Single immer sexuell sehr aktiv, doch mehr und mehr verlieren Sie Ihre Lust auf Sex.

Hitzewallungen

Plötzlich wird Ihnen „grundlos“ heiß. Sie suchen nach einem Grund, dafür, wie Stress, zu warme Räume, körperliche Anstrengung, doch immer öfter können Sie keinen Grund für Ihre Überhitzung finden. Außerdem bemerken Sie, dass Ihr Pulsschlag sich während des Schwitzens verändert. Er hämmert hart und schnell im Hals oder in den Schläfen.

Schlaflosigkeit

Schlaf war noch nie ein Problem für Sie. Sie konnten immer schnell einschlafen und haben tief und fest durchgeschlafen. Auf einmal liegen Sie nachts wach oder haben das Gefühl, dass sie nicht mehr tief schlafen. Manchmal schwitzen Sie auch in der Nacht und fühlen sich ohne Grund ängstlich.

Gewichtszunahme

Sie essen wie immer, treiben wie immer Sport und obwohl Sie nichts in Ihren Gewohnheiten geändert haben, steigt Ihr Gewicht stetig an.

Stimmungsschwankungen

Sie kennen sich nicht wieder, Ihre Gefühle fahren Achterbahn mit Ihnen. So fühlten Sie sich zuletzt in der Pubertät. In einem Moment himmelhochjauchzend, im anderen zu Tode betrübt.

Energielosigkeit

Obwohl Sie doch noch gar nicht so alt sind, fühlen Sie sich wie eine alte Frau. Immer öfter ist Ihr Akku komplett leer und lässt sich auch nur schwer wieder aufladen.

Wenn Sie vermuten, dass Sie zu den Frauen gehören, die vorzeitig in die Wechseljahre gekommen sind, dann gibt ein Speichel- oder Bluttest Aufschluss über Ihre Hormone.

Vaginale Trockenheit

Durch das Nachlassen der Östrogenproduktion kommt es zu einem Abbau des vaginalen Plattenepithels, sodass es zu dem Trockenheitsgefühl kommt. In dieser Zeit kommt es dann auch zu einer erhöhten Anfälligkeit für vaginale Infekte.

Ursachen

In vielen Fällen gibt es eine familiäre Disposition, das bedeutet, dass schon in den vorangegangenen Generationen Frauen unter vorzeitigen Wechseljahren gelitten haben.

Übergewicht mit hohem Anteil an Bauchfett, aber auch Untergewicht stehen im Zusammenhang mit einer verfrühten Menopause. Dies trifft ebenfalls auf einen übermäßigen Konsum von Alkohol und Zigaretten zu.

Die Zahl der Autoimmunerkrankten steigt ständig an. Bei einer Autoimmunerkrankung greift das Immunsystem den eigenen Körper an und zerstört Organe. Autoimmunerkrankungen stehen genau wie Stoffwechselerkrankungen (Diabetes mellitus) oder Schilddrüsenerkrankungen im Verdacht, am Phänomen der vorzeitigen Wechseljahre beteiligt zu sein. Das Immunsystem greift in diesem Fall dann die Eierstöcke an.

Bei Frauen mit dem Turner-Syndrom, eine genetische Störung, kommt es ebenfalls zu vorzeitigen Wechseljahren.

Nicht zu vernachlässigen sind Umweltgifte und Weichmacher, wie sie in Plastikverpackungen und Kosmetikprodukten vorkommen, sie stehen ebenfalls im Verdacht, vorzeitige Wechseljahre auszulösen.

Frauen, die sich aufgrund einer Krebserkrankung Chemotherapie oder Strahlentherapie unterzogen haben, leiden häufig an einer vorzeitigen Menopause.

Vorbeugen

Egal was wir tun, unsere Menopause lässt sich nicht aufhalten. Allerdings können wir auf einige Faktoren durchaus einen Einfluss nehmen.

Sport

Ein moderates Sportprogramm ist in der Lage, den Körperfettanteil auf einem gesunden Niveau zu halten.

Rauchfrei werden

Sollten Sie noch rauchen, wird es Zeit, damit aufzuhören. Rauchen tötet Eizellen und das beschleunigt die Wechseljahre. Das ist der Grund dafür, dass Raucherinnen im Durchschnitt vier - fünf Jahre früher in die Menopause kommen als Nichtraucherinnen.

Meiden Sie Plastik und Umweltgifte

Kontrollieren Sie Ihre Kosmetikprodukte auf hormonverändernde Inhaltsstoffe. Trinken Sie nicht aus Plastikflaschen oder -bechern. Meiden Sie Fertigprodukte aus der Mikrowelle. Endokrine Disruptoren (hormonaktive Substanzen aus der Umwelt) stören den Hormonhaushalt und beeinflussen so den Zeitpunkt, an dem für Sie die Wechseljahre beginnen.

Versuchen Sie Maß zu halten

Östrogen wird im Fettgewebe gespeichert, bei übergewichtigen Frauen ist das ein Problem. Denn es kommt zu einer Östrogendominanz. Zu viel Östrogen kann zu einem Versagen der Eierstöcke führen.

Extremes Untergewicht dagegen beendet als Schutzmechanismus die Fruchtbarkeit.

Beide Extreme lassen eine frühzeitige Menopause wahrscheinlicher werden.

Gedächtnis

Leider sieht es so aus, als hätte ein früher Beginn der Menopause eine noch größere Auswirkung auf unser Gehirn als eine regelgerecht einsetzende Menopause. Studien[1, 2] zeigen, dass der frühe Beginn der Menopause mit einer 40 Prozent höheren Verminderung der Sprachkompetenz und 35 Prozent schlechteren Reaktionsschnelligkeit im späteren Alter zusammenfällt. Die Merkfähigkeit ist sogar 50 Prozent schlechter als bei Frauen die nach dem 50. Lebensjahr in die Wechseljahre kommen. Das Risiko an einer Demenz zu erkranken ist allerdings nicht erhöht.

Nun könnte man ja glauben, dass in diesen Fällen eine Hormon-Ersatz-Therapie förderlich sein könnte, das Gegenteil ist leider der Fall.

Die Basaltemperatur als Messwerkzeug der Wechseljahre

Wir Frauen kenne die Basaltemperaturmessung als Hilfsmittel zur Schwangerschaftsverhütung, also aus unserer fruchtbaren Zeit. Doch gerade in der Prämenopause kann sie ein wunderbares Werkzeug sein, um uns Hinweise auf das Fortschreiten unserer Wechseljahre zu geben.

Wie misst man die Basaltemperatur

Ein geeignetes Thermometer ist die erste Voraussetzung, um die Basaltemperatur korrekt zu messen. Informieren Sie sich in Ihrer Apotheke oder im Fachhandel.

Ein Basalthermometer muss die Temperatur mit zwei Stellen hinter dem Komma messen. Ein übliches Fieberthermometer erfüllt diese Voraussetzung nicht.

Ein geeignetes Thermometer muss drei Minuten die Temperatur messen. Viele digitalen Thermometer piepsen nach Abschluss der Messung, messen aber keine drei Minuten.

Die Basaltemperatur wird am Morgen vor dem Aufstehen gemessen. Wer zu nächtlichem Harndrang neigt, muss vor der Messung mindestens eine Stunde wieder im Bett gelegen haben.

Das Thermometer sollte nicht innerhalb des Messzyklus gewechselt werden, denn das verfälscht das Ergebnis.

Die Messung sollte oral, vaginal oder rektal erfolgen. Bei der oralen Messung liegt das Thermometer unter der Zunge und der Mund ist geschlossen.

Auch Zykluscomputer sind eine tolle und zeitsparende Alternative zum Thermometer.

Wie oft wird gemessen?

Die Messung erfolgt täglich vor dem Aufstehen.

Da die Messmethode auf der Erfassung und Auswertung der Basaltemperatur basiert, ist es möglich, einen Eisprung zu erfassen.

Der weibliche Zyklus folgt einem Muster. Die Basaltemperatur steigt beim Eisprung leicht an (mindestens 0,2° C), bleibt dann für einige Tage auf diesem erhöhten Niveau und fällt dann kurz vor der Menstruation wieder ab. Diese Methode hilft Ihnen dabei, Zyklen ohne Eisprung zu erfassen.

Balsatemperatur bei normalem Zyklus

1. Phase
Individuelle, normale Körpertemperatur.

2. Phase
Eisprung, erkennbar durch einen Abfall der Temperatur und einem unmittelbar folgenden deutlichen Anstieg (mindestens 0,2 °C).

3. Phase
Gelbkörperphase, 13 – 14 Tage eine konstant erhöhte Temperatur.

4. Phase
Knapp vor Beginn der Menstruation sinkt die Temperatur wieder ab.

Mögliche Balsatemperatur in der Prämenopause

1. Phase
Individuelle, normale Körpertemperatur.

2. und 3. Phase
Kein Eisprung normale Körpertemperatur

4. Phase
Normale Temperatur vor der Blutung.

Wenn Sie eine professionelle Interpretation Ihrer Tabelle benötigen besprechen Sie dies mit Ihrer Therapeutin.

Wie Laborparameter Ihnen helfen

Im Laufe Ihrer Wechseljahre ist es immer wieder sinnvoll, Laborparameter zu erheben. Hormonuntersuchungen sind unabdingbar, um die naturheilkundliche Therapie immer wieder den sich verändernden Hormonsituationen anzupassen. Gemessen werden Östradiol, Östriol, Progesteron, Prolaktin, LH (luteinisierendes Hormon), FSH (Folikel stimulierendes Hormon, DHEA (Dehydroepiandrosteronacetat), Testosteron und die Schilddrüsenhormone, um einen guten Überblick über Ihre augenblickliche hormonelle Situation zu gewinnen. Die weiblichen Hormone sollten dabei zwischen dem 19. und 22. Zyklustag erhoben werden. Im Normalfall befindet sich in dieser Zykluszeit der Progesteronspiegel auf seinem Höchststand.

LH und FSH steigen während und nach der Menopause stark an. Ein Anstieg gibt schon einen Hinweis auf eine postmenopausale Hormonlage, auch wenn Sie noch einen einigermaßen regelmäßigen Zyklus haben. Der Prolaktinwert gibt dann einen zusätzlichen Hinweis darauf, dass Sie kurz vor der Menopause stehen.

Stellt sich bei der Labormessung heraus, dass der Östrogenwert nach dem Eisprung unter 30 pg/ml liegt und gleichzeitig die FSH- und LH-Werte ansteigen, kann man davon ausgehen, dass eine postmenopausale Konstitution vorliegt. Sie sehen, dass das Verhältnis von Östrogen zu FSH und LH eine wichtige Interpretationshilfe für die Auswertung darstellt.

Krisenzeit Wechseljahre

Die Wechseljahre können für viele Frauen die größte Krise in ihrem Frausein bedeuten. Dazu tragen Glaubenssätze wie, „Nun bist Du alt", „Ab jetzt geht es nur noch bergab", „Jetzt bist Du unsichtbar als Frau" und viele mehr, bei.

Hinzu kommt, dass das Thema Wechseljahre immer noch zu einem gesellschaftlichen Tabuthema gehört, über das man einfach nicht spricht. Nicht falsch verstehen, ich denke, dass bestimmt Tabus durchaus ihre Berechtigung haben und Sie sollen auch nicht mit Hinz und Kunz über Ihre Wechseljahre sprechen, aber sie totzuschweigen, bringt nichts als einen immensen Druck.

In der alternativen Medizin, ganz besonders in der anthroposophischen Medizin, gelten Krisen als wichtige Zeiten der Entwicklung oder besser gesagt der Weiterentwicklung. Die Wechseljahre der Frau sind eine solche Zeit, in der es jeder Frau möglich ist, sich als Frau und Mensch weiterzuentwickeln.

Altern ist negativ besetzt

In unserer Gesellschaft, die nichts mehr huldigt als der Jugend, ist Altern negativ belegt. Jeder will alt werden, doch keiner will alt sein.

Es ist noch gar nicht so lange her, dass nur wenige Frauen die Menopause überhaupt erreichten. Die meisten starben vorher oder kurz danach. Eine Lebenszeit, die neu gestaltet werden könnte, gab es deshalb gar nicht.

Heute ist es uns möglich, alt zu werden und wir haben noch ca. ein Drittel unseres Lebens vor uns, wenn wir aufhören zu menstruieren. Dennoch hadern wir über den Verlust von Leistungsfähigkeit und Attraktivität. Was viele nicht sehen ist das Geschenk der Freiheit und der Weisheit. das stattdessen auf uns wartet.

Die emotionale Krise

Die Zeit des Wechsels lässt viele Frauen in eine Lebensreflexion gleiten. Oft kommen alte Fragen, Wünsche und Bedürfnisse aus der

Versenkung, um nun angeschaut und bearbeitet zu werden. Hat Frau Kinder, fallen die Wechseljahre häufig mit ihrem flügge werden zusammen. Zurück bleibt eine Leere, die zusätzlich dafür sorgt, eigene Bedürfnisse zu erkennen. Manchmal wird dann die Partnerschaft in den Fokus genommen, die das nach Jahren der Elternrolle nicht immer gut verkraftet. Frauen ohne Kinder müssen nun die Tatsache verkraften, dass das nun so bleiben wird. Klar die wenigsten Frauen bekommen in diesem Alter noch ein Baby, doch sich das Ende der Möglichkeit einzugestehen, kann eine harte Lektion sein.

Niemand kann die Entwicklung aufhalten

Wenn wir nicht jung sterben, was wie gesagt niemand anstrebt, werden wir alt und kommen in die Wechseljahre.

Dann flattert vielleicht auch noch eine Einladung zum 30-jährigen Abiturtreffen ins Haus, die Sie umhaut, denn ginge es nach Ihrem Gefühl, kann das doch gar nicht so lange her sein. Vielleicht ist sogar schon die eine oder andere der Schulkameradinnen zu Grabe getragen worden, was Sie kalt erwischt, weil es Ihnen die eigne Endlichkeit vor Augen bringt.

Die Tatsache, dass wir altern und sterben zu verdrängen, lässt unsere Ängste ins Unermessliche steigen. Sie brechen sich dann nicht selten Bahn in massiven Wechseljahrsbeschwerden. Akzeptieren wir hingegen das was ist und stellen uns vertrauensvoll dem Neuen, werden wir leichter durch den Wechsel kommen.

Die Chancen annehmen

Lassen Sie Ihre Ängste und Befürchtungen aus dem Schatten treten und betrachten Sie sie im Licht. Was gesehen wird, ist meist viel weniger angsteinflößend als das, was verdrängt wird. Verschobene Bedürfnisse dürfen nun die Bühne des Lebens betreten und gelebt werden. Ziehen Sie Zwischenbilanz und verändern Sie Ihr Leben dahingehend, dass Sie sich weiterentwickeln können. Stellen Sie sich Fragen, wie was darf nun aus meinem Leben gehen, was möchte ich in mein Leben ziehen? Lassen Sie los, was Ihnen nicht mehr zuträglich ist und ziehen Sie Dinge und Menschen in Ihr Leben, die es bereichern. Wagen Sie Neues.

Auch wenn Sie sich nicht aktiv an der Gestaltung dieser Lebensphase beteiligen, wird sich vieles in Ihrem Leben ändern. Nutzen Sie diese Chance und nehmen Sie das Heft in die eigenen Hände. Orientieren Sie sich neu und werden Sie die Frau, die Sie schon immer sein wollten.

Die schulmedizinische Lösung des „Problems Wechseljahre“

Hormon-Ersatz-Substitutions-Behandlung und seine Nebenwirkungen

Zuerst möchte ich unbedingt darauf hinweisen, dass Medikamente mit hormonähnlicher Wirkung (Hormon-Ersatz) verschreibungspflichtig sind, sodass sie ausschließlich von einer Ärztin verordnet werden dürfen. Bei den verordneten Hormonen handelt es sich, auch wenn der Name es suggeriert, bei weitem nicht um eine natürliche Substanz. Ich weise so genau darauf hin, da sich kaum eine Frau der Tatsache bewusst ist. Wer sich aber für eine Therapie entscheidet ist gut beraten, sich gut zu informieren.

Die Hormon-Ersatz-Präparate enthalten Medikamente mit östrogenähnlicher Wirkung und Progestine (körperfremdes Progesteron). Sie ähneln nur den natürlichen Hormonen, sind aber in ihrer molekularen Struktur abgeändert. Warum? Weil man natürliche Hormone nicht patentieren kann. Das bedeutet, ein Pharmakonzern kann sein Hormonpräparat nicht schützen. Doch durch diese Abänderung kommt es zu den bekannten Nebenwirkungen der Medikamente mit Hormonwirkung, die bei natürlichen menschlichen Hormonen nicht auftreten.

Women's Health Initiative-Studie (WHI)

Die Bombe platzte als 2002 die Ergebnisse der Women's Health Initiative-Studie[3] (WHI) publiziert wurden. Die randomisiert-kontrollierte Studie war auf 8,5 Jahre mit der Fragestellung „Schützen Hormone vor Herzinfarkt bei Frauen nach den Wechseljahren, die keine koronare Herzkrankheit haben?“

Exkurs

> Die randomisiert-kontrollierte Studie (RCT randomized controlled trial), stellt den sogenannten Goldstandard der Studienplanung dar. In einer randomisiert-kontrollierten Studie gibt es je eine Studiengruppe die das zu testende Medikament erhält und eine Kontrollgruppe, deren Teilnehmer ein Placebo erhalten. In beiden

Gruppen müssen sich die Probanden in einem festgelegten Rahmen gleichmäßig verteilen, um bekannte und nicht bekannte Einflussfaktoren möglichst gleichmäßig zu streuen. Weder das Forscherteam noch die ausführenden Ärzte oder die Probanden wissen dabei, welcher Gruppe sie angehören.

Ergebnisse aus der WHI (Women's Health Initiative Memory Studie)

In der Studie[3] bekamen 8102 Frauen ein Placebo und 8506 Frauen ein Kombipräparat aus Östrogen und Gestagen. Wobei das Östrogen sogar kein künstlicher Metabolit war, sondern aus Stutenharn gewonnen wurde. Beim verwendeten Gestagen handelte es sich um Metroxyprogesteronacetat.

Nach fünf Jahren musste die Studie vorzeitig abgebrochen werden, da die erfassten gesundheitlichen Risiken sich als unkalkulierbar erwiesen.

Ich fasse die Ergebnisse der Studie in der folgenden Tabelle zusammen. Die Ergebnisse wurden auf eine Gruppe von jeweils 10000 Frauen hochgerechnet.

Diagnose	Hormongruppe	Placebo Gruppe	Differenz
Koronares-Herz-Kreislauf-Ereignis	185	150	+35
Schlaganfall	145	105	+40
Thrombose oder Embolie	170	80	+90
Alle Herzkreislauferkrankungen	785	660	+125
Brustkrebs	190	150	+40
Darmkrebs	50	80	-30
Alle Krebsarten	570	555	+15
Oberschenkelhalsbruch	50	75	-25

Die Verordnung an Hormon-Ersatz-Präparaten brach aufgrund dieser Studie um 80 Prozent ein.

Abstreiten und weitermachen

Nachdem der erste Schock verebbt war, wurden immer mehr Stimmen laut, dass die Vorteile der Hormon-Ersatz-Therapie in jedem Fall die Risiken überwiegen würden. Egal welche Fachzeitschrift man sich ansah in so gut wie jeder davon, erschienen Artikel die laut in die Welt posaunten, dass die Studienerkenntnisse aus dem Jahr 2002, die ein höheres Krebsrisiko nachgewiesen hatten, falsch interpretiert worden seien. Ein fadenscheiniges Argument war, dass die untersuchten Frauen in der Studie mit ihrem Durchschnittsalter von 63 Jahren zu alt und zu fett gewesen seien. Die These, dass Frauen um die 50 durchaus von der Hormon-Ersatz-Therapie profitieren würden, mit einem minimalen Restrisiko, brachte die Hormon-Ersatz-Therapie erneut in die Medikamentenschränke vieler Frauen. Seit dem Jahr 2010 hatten sich so die Verordungszahlen wieder stabilisiert.

Wer denkt, dass nur gesunde Endvierzigerinnen mit Normalgewicht die Hormon-Ersatz-Therapie verschrieben bekamen, darf gerne weiterschlafen.

2019 dann die Bestätigung, Hormon-Ersatz-Therapie erhöht das Risiko für Brustkrebs

Eine randomisierte Meta-Analyse, die in der renommierten Fachzeitschrift The Lancet erschien, bestätigte, dass eine systemische Behandlung mit Östrogenen, vor allem in der Kombination mit einem Progestin das Risiko an einem (Östrogenrezeptor-positives) Mammakarzinom zu erkranken erhöht.

Nach einer epidemiologischen Studie einer Expertengruppe um die Valerie Beral von der Universität Oxford, in der 58 Studien mit 100.000 Brustkrebserkrankten ausgewertet wurden, zeigt sich ein erschreckendes Bild. Frauen, die nach der Menopause eine Hormon-Ersatz-Therapie durchführten, erkranken häufiger an Brustkrebs, auch wenn die eingenommenen Präparate Monopräparate (ohne Progestin) waren.

Wie es zu erwarten war, steigt die Zahl von Östrogenrezeptor-positive Mammakarzinome an.

Exkurs

Von einem Östrogenrezeptor-positiven Tumor spricht man dann, wenn Hormonbindungsstellen (Hormonrezeptoren) ein Wachstumssignal in die Krebszelle geben.

Steigert Übergewicht das Risiko?

Wir erinnern uns, am Studienergebnis von 2002 wurde kritisiert, dass die Probandinnen zu dick gewesen seien.

Das Brustkrebsrisiko steigt mit dem Body-Mass-Index an, da Fettgewebe ebenfalls Östrogen bildet. Der Schluss, dass deshalb gerade übergewichtige Frauen ein erhöhtes Brustkrebsrisiko durch eine Hormon-Ersatz-Therapie haben, bestätigte sich nicht. Das Zusatzrisiko durch Östrogene fiel bei schlanken Frauen stärker aus als bei adipösen Frauen.

Steigert ein höheres Alter das Risiko?

Wir erinnern uns, am Studienergebnis von 2002 wurde kritisiert, dass die Probandinnen zu alt gewesen seien.

Das Brustkrebsrisiko durch Hormon-Ersatz-Therapie ist anders als die Kritiker der WHI-Studie propagiert haben bei jüngeren Frauen höher als bei älteren. Zu diesem Schluss kam die al Eine-Million-Frauen-Studie (The Million Women Study) bekannt gewordenen Studie[4]

Frauen, die im Alter von 45 bis 49 Jahren mit einer 5- bis 14-jährigen Behandlung begannen, hatten ein relatives Risiko von 1,39 (bei Östrogen-Monopräparaten) und von 2,14 (bei Östrogen-Gestagen-Kombinationen). Bei einem Beginn im Alter von 60 bis 69 Jahren war das relative Risiko mit 1,08 (bei Östrogen-Monopräparaten) und 1,75 (bei Östrogen-Gestagen-Kombinationen) kaum noch erhöht.

Exkurs

Relatives Risiko

Das Relative Risiko (RR; engl. risk ratio) ist der Quotient aus zwei absoluten Risiken (zwei Inzidenzen). Es ist ein Effektmaß für die Stärke des Zusammenhangs (Assoziation) zwischen Exposition und Ereignis (z.B. Tod oder Erkrankungsfall) und ermöglicht den Vergleich von Risiken.

Formel

RR = absolutes Risiko (Inzidenz) der Exponierten / absolutes Risiko (Inzidenz) der Nichtexponierten

Beispiel

140 von 100.000 Rauchern erkranken jährlich an Lungenkrebs / von 100.000 Nichtrauchern erkranken jährlich an Lungenkrebs RR = 14

Das **Relative Risiko beantworte die Frage**: „Um wie viel Mal ist die Erkrankungswahrscheinlichkeit bei Exponierten höher als bei Nichtexponierten?" Bei der Berechnung geht jedoch die Information zum absoluten Risiko verloren, dessen Angabe für eine sinnvolle Interpretation des RR stets zu fordern ist. So kann selbst bei großem Relativen Risiko das absolute Risiko sehr klein sein (oben, Risikosteigerung um 1400 Prozent vs. absolutem Risiko von 0,0014 Prozent), wenn die Krankheit selten ist. Das Relative Risiko ist nur bei prospektiven Studien zu ermitteln. Als Effektmaß der Assoziation von Exposition und Ereignis gilt für das Relative Risiko: **Je weiter das RR von 1 entfernt ist, desto stärker der (positive oder negative) Zusammenhang.**

Erhöht eine Hormon-Ersatz-Therapie das Demenz- oder Alzheimerrisiko?

Immer wieder geriet die randomisierte und placebokontrollierte Women's Health Initiative Memory Studie in Kritik, da die untersuchten Frauen erst nach dem 65. Lebensjahr mit der Hormonsubstitution begonnen hatten. Auch die Zusammensetzung der verwendeten Hormonpräparate wurde immer wieder als Argument angeführt, dass diese Studie nicht aussagekräftig sei.

2019 nun wurde eine große finnische Studie[5] von Hanna Savolainen-Peltonen et. al mit dem Titel „Use of postmenopausal hormone therapy and risk of Alzheimer's disease in Finland: nationwide case-control study" veröffentlicht.

In der Studie wurden 85.000 Frauen mit einer Demenz- oder Alzheimer Diagnose mit einer großen Vergleichsgruppe ohne diese Diagnose ausgewertet. Auch wenn es sich **nicht** um eine randomisierte und placebokontrollierte Studie handelt, ist sie aus meiner Sicht dennoch aufgrund der hohen Zahl der Probanden und der methodisch ausgezeichneten Fall-Kontroll-Analyse aussagekräftig.

Ergebnis der Studie

Egal ob die Hormon-Ersatz-Therapie vor dem 60. Lebensjahr oder nach dem 65. Lebensjahr begonnen wurde - und unabhängig von dem verwendeten Hormonpräparate - fand man ein erhöhtes Risiko durch eine Hormon-Ersatz-Substitutionsbehandlung an Alzheimer oder Demenz zu erkranken von 9-17 Prozent. Eine Ausnahme bildeten hier vaginale Hormoncremes, die laut Studie keinen Einfluss auf das Demenz- oder Alzheimerrisiko hatten. In ihnen befindet sich das auf die Schleimhaut, Plattenepithel und die Blase wirkende Östriol. Sie erinnern sich, das ist das am wenigsten biologisch Wirksame Östrogen.

Symptome der Wechseljahre

Medizinisch nennt man den Symptomenkomplex der Wechseljahre das klimakterische Syndrom. Doch bis auf die bekannten Symptome wie Hitzewallungen, Schlafstörungen, Scheidentrockenheit und Stimmungsschwankungen werden viele Symptome den Wechseljahren nicht zugeordnet. Das macht diese Zeit für Frauen so einer Zeit der Unsicherheit und Scham. Das möchte ich ändern indem ich hier so viele Symptome aufführen und erklären möchte.

Die meisten Symptome können in allen Phasen der Menopause auftreten, wenn auch in unterschiedlicher Ausprägung. Nicht jedes Symptom tritt in jeder Wechseljahr-Phase gleich stark auf, deshalb habe ich die Stärke, mit denen die Symptome auftreten, farbig unterschieden sehr häufig, häufig, selten.

Allergie (Prämenopause, Perimenopause, Postmenopausal)

1906 wurde der Begriff „Allergie" von dem Kinderarzt Freiherr Clemens von Pirquet geprägt.

Er definierte eine Allergie als eine Überempfindlichkeitsreaktion (Atopie) des Immunsystems auf normalerweise harmlose Umweltstoffe (Allergene). Das Immunsystem stuft das Allergen als „fremd" und scheinbar gefährlich ein und produziert spezielle Antikörper darauf.

Als Allergen kann wirklich jede Substanz wirken. Meist wird im ersten Kontakt mit dem Allergen vom Betroffenen nichts bemerkt. Doch es erfolgt eine Sensibilisierung des Immunsystems, die beim nächsten Kontakt mit diesem Allergen eine allergische Reaktion auslöst. Die Antikörper setzen sich auf sogenannte Mastzellen fest, die kleine mit Histamin und Entzündungsstoffen gefüllte Bläschen enthalten. Dann führt die Bindung Antikörper – Mastzelle zu einer explosionsartigen Freisetzung von Histamin und Entzündungsstoffen aus den Bläschen. Die allergische Sofortreaktion (IgE) wurde ausgelöst. Die Sofortreaktion tritt innerhalb von Sekunden bis Minuten nach dem Allergenkontakt auf.

In der Frühphase spielt Histamin die Hauptrolle. Histamin erweitert die Blutgefäße, erhöht die Durchlässigkeit für Blutserum und bewirkt schließlich eine Verkrampfung der Bronchialmuskulatur. In der Spätphase werden weitere Entzündungszellen angelockt, die dafür sorgen, dass der Entzündungsprozess nicht zur Ruhe kommt.

Hormone und Immunsystem des Körpers sind untrennbar und wie in einem verwobenen Netz verbunden. Es ist also kein Wunder, dass in Zeiten, in denen der weibliche Körper sich hormonell umstellt, Allergien erstmals oder verstärkt auftreten können.

Gebärmutter und Histamin

Die Gebärmutter ist histaminsensibel. Progesteron verbessert die Symptome histamintoleranter Patientinnen. Mit Abnahme des Progesterons in den Wechseljahren verschlimmern sich histaminbedingte Symptome wie Heuschnupfen, Asthma, Nahrungsmittelunverträglichkeiten etc. Auch die Neigung mit starken Kopfschmerzen, bis hin zu Migräne, auf histaminhaltige Nahrungsmittel (Schokolade, Rotwein, reifer Käse etc.) zu reagieren, nimmt in den Wechseljahren zu.

Aufgrund der Hormonumstellung entwickeln manche Frauen erstmals in den Wechseljahren eine Histaminintoleranz. Auf einmal wird kein Rotwein, kein reifer Käse oder keine Schokolade mehr vertragen. Nach dem Genuss kommt es zu Flushs (erröten und schwitzen), Herzrasen, Blutdruckanstieg, Juckreiz, Nesselsucht, Übelkeit, Schlaflosigkeit Kopfschmerzen und vielem mehr.

Histamin hat eine hormonähnliche Wirkung im Körper. Kommt es während der Menopause zu einer Östrogendominanz, verstärkt diese Hormonkonstellation die Bildung und Freisetzung von Histamin. Histamin verstärkt zudem die Wirkung von Östrogen, sodass sich auch die Symptome der Östrogendominanz zuspitzen.

Exkurs Östrogendominanz

Die Östrogene und Progesteron sollten in einem gewissen Mengenverhältnis im weiblichen Körper vorliegen. Überwiegt aber die Östrogene, spricht man von einer Östrogendominanz. Dies geschieht in Zyklen ohne Eisprung, von denen in der Prämenopause einige und Perimenopause viele vorkommen. In der Menopause gibt es keinen Eisprung mehr. Bis auch die

Östrogenproduktion absinkt überwiegt in dieser Zeit fast immer Östrogen.

Allergierisiko durch Soja

Soja verstärkt das Allergierisiko in den Wechseljahren bei bestehender Östrogendominanz und bei Birkenpollenallergie

Soja als Fleisch- oder als Milchersatz erfreut sich großer Beliebtheit. Auch als Phytotherapeutikum in der zweiten und dritten Phase der Wechseljahre erfreut sich Soja großer Beliebtheit. Mittlerweile sind Sojabohnen, da sie sehr kostengünstig zu produzieren sind, oft Bestandteil von Backwaren oder Fertiggerichten. Wer gegen Birkenpollen allergisch ist, sollte mit Sojaprodukten vorsichtig sein, da sich gerne eine Kreuzallergie einstellt. Eine Kreuzallergie entsteht aus der Tatsache, dass das Allergen z.B. der Birkenpollen mit einem bestimmten Protein in der Sojabohne große Ähnlichkeit aufweist, sodass das Immunsystem hier ebenfalls reagiert. Birkenpollen-Allergiker haben deshalb ein erhöhtes Risiko ebenfalls auf Soja allergisch zu reagieren. Neben Sie also ein pelziges Gefühl an Lippen oder Brennen oder gar Schwellungen auf der Zunge ernst!

Therapie

Meiden Sie histaminhaltige Nahrungs- und Genussmittel.

Lassen Sie Ihren Vitamin B6 Spiegel testen. Ein Vitamin B6-Mangel verstärkt Probleme mit Histamin. Vitamin B6 fungiert als Coenzym für Diaminoxidase (DAO). Das bedeutet, dass eine ausreichende Menge des Vitamins für die optimale Funktionalität der DAO nötig ist.

Lassen Sie Ihren Kupferspiegel testen. Kupfer wird ebenfalls für die ausreichende Synthese von DAO benötigt.

Exkurs Diaminoxidase (DAO)

Die Diaminoxidase ist ein kupferhaltiges Enzym, das Histamin abbauen kann. Ein Mangel An DAO kann zu einer Histaminintoleranz führen.

Entgiftung

Eine Entgiftung des Körpers ist ein Grundbaustein einer Allergiebehandlung. Allerdings sollte eine Entgiftung nicht in der aktiven Allergiezeit durchgeführt werde, sondern sollte für die allergiefreie Zeit eingeplant werden. Leider haben dann viele Patienten die Leidenszeit der Allergie schon vergessen und so geht es im nächsten Jahr von vorne los.

Die Natur bietet eine Reihe von Pflanzen, Mineralien, Fettsäuren und Aminosäuren, die den Entgiftungsprozess begünstigen können. Bei sehr schweren Belastungen ist eine Infusionstherapie oft der Einstieg in den Entgiftungsprozess.

Eine Darmsanierung ist unabdingbar bei einer Allergie

Eine Stuhluntersuchung ist deshalb eine sinnvolle Laboruntersuchung, wenn Sie an einer Allergie leiden und auf lange Sicht gesund werden möchten. Haben Sie Bakterien im Darm, die Histamin bilden, verstärken sich Ihre Allergieprobleme. Das Ergebnis der Laboruntersuchung entscheidet über die Therapie.

Angststörung, Panikattacken (Prämenopause, Perimenopause, Postmenopausal)

In Verbindung mit der Hormonumstellung in den Wechseljahren können Panikattacken oder Angststörungen auftreten.

Die Herzfrequenz steigt an und man spürt den Pulsschlag bis in den Hals dann breitet sich, ohne ersichtlichen Grund, die Angst aus. Dieses Angstgefühl dauert zwischen fünfzehn bis dreißig Minuten an und kann sich auch bis zu einer Panikattacke steigern.

Die Hormonschwankungen können ein Anfangskatalysator für Angst- und Panikattacken sein, sind aber nicht ausschließlich dafür verantwortlich. Angst- und Panikattacken müssen adäquat behandelt werden, denn sie können sich schnell etablieren und halten sich dann selbst am Leben.

Manche Frauen, die zum ersten Mal eine Panikattacke haben, halten diese fälschlicherweise für einen Herzinfarkt. Auch wenn Panikattacken nicht gefährlich sind, sind sie für die Betroffene sehr belastend.

So erkennt man eine Panikattacke

Wer zum ersten Mal eine Panikattacke erleidet, fühlt sich wie gelähmt vor Angst. Es kommt zu einem Gefühl des Kontrollverlustes, bis hin zum Gefühl zu sterben. Auch körperliche Symptome treten auf:

- Erhöhter Puls oder Herzrasen, starkes Herzklopfen
- Hyperventilation, Kurzatmigkeit, Gefühl der Atemnot
- Schweißausbrüche
- Schwindel, Unwohlsein, Übelkeit
- Trockener Mund
- Zitternde Hände oder Zittern am ganzen Körper

Warum beginnen die Angststörungen und Panikattacken in den Wechseljahren?

Schuld ist wieder, wie nicht anders zu erwarten, die Hormonumstellung. In Zeiten der Östrogendominanz überwiegt das Östrogen. Östrogen wirkt aktivierend und hemmt müde machende und angstlösende Botenstoffe wie GABA (Gamma-Amino-Buttersäure) und fördert aktivierende Botenstoffe wie Serotonin, Dopamin, Noradrenalin und Glutaminsäure. Progesteron fördert GABA und wirkt dämpfend und einschläfernd. Bei Progesteronmangel (fehlender Eisprung) und dadurch entstehender Östrogendominanz überwiegen die aktivierenden Botenstoffe, sodass es leichter zu Angststörungen oder Panikattacken kommen kann.

Vorbeugen

Schlafen Sie ausreichend, denn Müdigkeit und Schlafmangel begünstigen das Auftreten von Ängsten und Panikattacken. Das ist allerdings während der Menopause für viele, die unter nächtlichen Hitzewallungen leiden, leichter gesagt als getan.

Trinken Sie ausreichend Wasser, da sich häufig Angst oder Panik durch einen trockenen Mund ankündigen, verhindern Sie so, dass Sie schon beim geringsten Anzeichen einer austrocknenden Mundschleimhaut mit einem Angstgefühl reagieren.

Vermeiden Sie Kaffee, Alkohol und Zigaretten. Diese Genussmittel enthalten Inhaltsstoffe, die Ihr Gehirn stimulieren und zu überstarken Emotionen reizen können.

Betreiben Sie mäßig einen Ausdauersport im Freien, bei Tageslicht. Mäßig bedeutet: 30 Minuten täglich, mindestens drei bis fünf Mal in der Woche.

Therapie

Pflanzliche Medikamente können sehr hilfreich sein. Werden aber allopathische Medikamente (vom Arzt verordnete Medikamente) eingenommen ist es wichtig, auf Wechselwirkungen zu achten.

Erlernen Sie eine Entspannungstechnik, hier eignen sich Yoga, Atemübungen, progressive Muskelentspannung nach Jacobson, autogenes Training, EFT und vieles mehr. Probieren Sie die Techniken so lange aus, bis Sie Ihre Entspannungstechnik gefunden haben.

Eine Kurzzeittherapie kann dann angezeigt sein, wenn Sie selber nicht regulierend eingreifen können.

Blähungen (Prämenopause, Perimenopause, Postmenopausal)

Für Verdauungsprobleme in den Wechseljahren sind vor allem Progesteron und Prostaglandine verantwortlich.

Der Mangel an Progesteron (fehlender Eisprung) und das daraus resultierende Dominieren des Östrogens, oder aber das Fehlen von Östriol, wirkt sich auf alle Schleimhäute, auch die Darmschleimhaut, aus. Es kommt zu Veränderungen des mikrobiellen Besatzes (Mikrobiom) und es treten vermehrt Nahrungsunverträglichkeiten auf. Die Symptome können sein: Völlegefühl, geschwollener, aufgetriebener Bauch, Gefühl der Enge, Bauchschmerzen, Bauchkrämpfe, vermehrtes Aufstoßen, vermehrte Winde, Atemprobleme („Gefühl, als wenn es einem die Luft abdrückt"), und Übelkeit.

Vorbeugen

Sorgen Sie für einen gesunden Darm. Versorgen Sie Ihren Darm mit milchsauren Nahrungsmitteln wie Kefir, Sauerkraut oder Kombucha. Trinken Sie ausreichend stilles Wasser oder Kräutertees wie Anis, Fenchel oder Kümmel.

Bewegen Sie sich ausreichend. Wer sich bewegt, fördert die Verdauung und das Abgehen von Winden.

Therapie

Wenn es massive Probleme gibt wie Blähbauchschmerzen, Bauchkrämpfe, vermehrtes Aufstoßen, vermehrte Winde, Atemprobleme, Herzstolpern und Übelkeit ist es an der Zeit, einen Darmcheck erheben zu lassen. Aufgrund der ermittelten Parameter kann dann eine adäquate Therapie eingeleitet werden. In Frage kommen:

- Phytotherapeutika (Bitterstoffe)
- Orthomolekulare Medikamente (Vitamine und Mineralstoffe)
- Naturidentische Hormone

Blasenschwäche, Inkontinenz (Prämenopause, Perimenopause, Postmenopausal)

Da die ableitenden Harnwege und die Beckenbodenmuskulatur der Kontrolle von Östriol, Progesteron und Testosteron unterliegen, kann es in den Wechseljahren zu einer Blasenschwäche bis hin zur Inkontinenz kommen. Ebenfalls ist die Blasenschleimhaut vom Rückgang des Östrogens, genau wie das feuchte Plattenepithel der Scheide, betroffen. Die Blasenschleimhaut wird dünner, wodurch bakterielle Infektionen ein leichteres Spiel haben, sodass es in den Wechseljahren zu vermehrten Blasenentzündungen (Cystididen) kommen kann.

Eine weitere Folge des erniedrigten Östrogenspiegels ist eine sich verändernde Scheidenflora. Die Milchsäurebakterien der Scheide finden keinen optimalen Lebensraum mehr vor, sodass sie weniger Milchsäure produzieren. Leider gibt es da noch einen Wermutstropfen, durch das Austrocknen des feuchten Scheidenplattenepithels können Viren und Bakterien nun leichter eindringen, sodass es leichter zu einer Blasenentzündung kommen kann.

Östrogen ist bei uns Frauen für starke Muskeln wichtig. Der Blasenmuskel und die Beckenbodenmuskulatur werden durch den Östrogenmangel so schwach, dass es zum Kontrollverlust der Blase kommt. Daher ist es sinnvoll durch Muskeltraining den Testosteronspiegel natürlich zu erhöhen, damit der Mangel an Östrogen ausgeglichen werden kann.

Auch kann aus diesem Grund die Blase absinken und als Folge eine Krümmung der Harnröhre entstehen. Der Blasenschließmuskel kann dann seine Halteaufgabe nicht mehr optimal ausführen. Spontaner Urinabgang beim Lachen, Hüpfen oder Niesen ist die Folge. Des Weiteren wird die Blasenschleimhaut dünner, sodass die Blase sensibler auf reizende Stoffe im Urin, oder auf den Urin selber reagiert. Dies führt dann zu einem vermehrten Harndrang.

Noch ein paar Zahlen

Ein Jahr nach Eintreten in die Wechseljahre entwickeln 64,7 Prozent der Frauen ein urogenitales Menopausensyndrom. Sechs Jahre nach Eintritt in die Menopause sind es 84,2 Prozent. Das urogenitale Menopausensyndrom bezeichnet die durch Östrogenmangel verursachten Beschwerden im Bereich der Harn- und Geschlechtsorgane.

Therapie

Beckenbodentraining, doch bitte richtig. Das herkömmlich empfohlene Beckenbodentraining schadet mehr als es nutzt. Spezielle Yogaübungen, Bauchtanz, Beckenbodenpower nach der Franklin Methode® oder Cantiencia®-Training tun hier gute Dienste.

Auch lokal angewendete Hormonzäpfchen (verschreibungspflichtig) können kurzzeitig zum Einsatz kommen, um ein Training überhaupt möglich zu machen.

Brüchige Fingernägel (Prämenopause, Perimenopause, Postmenopausal)

Aufgrund der Hormonumstellung, insbesondere des Östrogenabfalls, kommt es häufig zu einer Dehydration, also einem Mangel an Feuchtigkeit im Körper. Östrogen ist ein wichtiges Hormon für den Wasserhaushalt des Körpers. Sinkende Östriol- und Progesteronspiegel führen zu trockenen, rissigen und spröden Nägeln. Es ist deshalb besonders wichtig seine Trinkgewohnheiten anzupassen, um das Mögliche zu tun das etwas auszugleichen.

Therapie

Ausreichend lebendiges Wasser trinken und dann können zusätzlich Mineralstoffe und Vitamine für Haut und Haare durchaus hilfreich sein. Meine Geheimwaffe ist Rizinusöl. Einmal täglich in die Nägel einmassieren und die Nägel werden wieder schön.

Brustschmerzen (Prämenopaus, Perimenopause, Postmenopausal)

Häufig kommt es in den Wechseljahren zu Brustschmerzen (Mastodynie). Schmerzen im Gewebe der weiblichen Brust bezeichnet man als Mastodynie. Sie treten meist in Zusammenhang mit hormonellen Schwankungen wie in den Wechseljahren oder einer Entzündung auf. Die Schmerzen können sich in Berührungsempfindlichkeit, einem Spannungsgefühl bis Stechen oder Ziehen äußern. Immer häufiger kommen in der Prämenopause Zyklen ohne Eisprung vor. Es kommt zu einem Mangel an Progesteron, der zu einer Östrogendominanz führt. Östrogen bindet Körperwasser, was in der Brust zu Spannungsschmerzen führen kann.

Durch das hormonelle Ungleichgewicht kommt es zu Veränderungen des Brustgewebes. Durch den Rückgang des Drüsengewebes entstehen manchmal gutartige Knötchen oder Zysten, die Schuld an Brustschmerzen in den Wechseljahren sein können. Auch wenn die Knötchen fast immer gutartig sind, sollten Sie sie untersuchen lassen.

Therapie

Tragen Sie einen locker sitzenden BH. Falls Sie ein Brustwarzenpiercing tragen, nehmen Sie es besser raus.

Ich empfehle sanfte Massagen mit Veilchenöl nach Hildegard von Bingen. Aber auch andere Phytotherapeutika können hilfreich zum Einsatz kommen.

Depression (Perimenopause, Postmenopausal)

Eine Depression ist ein häufiges ernstes Symptom der Wechseljahre. In den Wechseljahren sind Frauen bis zu vier Mal häufiger betroffen als Männer im gleichen Alter. Bis zu 30 Prozent bis 40 Prozent der Frauen in den Wechseljahren leiden zeitweise an einer Depression, oder haben kurze depressive Episoden. Der Rückgang des Östrogens und des Progesterons beeinflusst mit Serotonin und Cortisol die Stimmung der Frau.

Fast jede Frau in den Wechseljahren leidet unter Stimmungsschwankungen und einer erhöhten Reizbarkeit. Schlafstörungen und Gedächtnisstörungen tragen ihren Teil dazu bei, dass bei einigen Frauen diese Stimmungslage in das Gefühl der Hoffnungslosigkeit, Niedergeschlagenheit, Ängstlichkeit bis hin zur Depression kippt.

Cave: Eine Depression sollte unbedingt behandelt werden! Sprechen Sie mit Ihrer Ärztin und Heilpraktikerin.

Symptome einer Depression in den Wechseljahren

- Häufige Symptome einer Depression in den Wechseljahren sind:
- Anhaltende Niedergeschlagenheit
- Antriebslosigkeit
- Appetitlosigkeit
- Gefühl des Abgestumpftseins

- Gefühllosigkeit
- Interessenlosigkeit
- Lebensüberdruss
- Libido-Verlust
- Mangelndes Selbstwertgefühl
- Pessimismus
- Reizbarkeit
- Schlafstörungen
- Tiefe Traurigkeit
- Unruhe

Hormone verändern das Gehirn

Wechseljahre sind Wandeljahre und sie sind für jede Frau anders. Vielleicht erinnern Sie sich noch daran, wie Sie sich als pubertierende Jugendliche gefühlt haben. Die Hormonschwankungen ließen Ihre Gefühle Achterbahn fahren, Sie wurden draufgängerisch, aufmüpfig, launenhaft, entscheidungsschwach und vergesslich. Etwas Ähnliches passiert auch in den Wechseljahren.

Der amerikanische Psychiater Jay Giedd erforschte das an pubertierenden Teenagern. Er fand heraus, dass durch die sich verändernden Hormone neue Verbindungen zwischen Nervenzellen geknüpft werden und andere dafür aufgelöst werden.

Ich stelle mir vor, dass etwas ganz Ähnliches in den Wechseljahren passiert.

Ursachen für Depressionen in den Wechseljahren

Östrogen und Progesteron haben einen stabilisierenden Effekt auf die Psyche. Viele Frauen können ein Lied davon singen. Monat für Monat leiden sie in der Zyklusphase, in der der niedrigste Östrogenspiegel erreicht ist, unter Stimmungsschwankungen und Ängsten. Östrogen erhöht die Wirksamkeit des Hormons Serotonin, unseres Glückshormons. Wird weniger Östrogen gebildet, kommt es auch zu einer Wirksamkeitsminderung des Serotonins, die mit Depression und Angststörungen in Verbindung gebracht wird. Das Absinken des Hormonspiegels während der Wechseljahre wird deshalb als eine mögliche Ursache für die Häufigkeit von Stimmungsschwankungen und Depressionen bei Frauen angesehen.

Wechseljahre - eine Zeit des Zweifelns

Außerdem sind die Wechseljahre eine Zeit des Zweifelns und der Unsicherheit. Viele Frauen fürchten sich davor, ihre Attraktivität zu verlieren. Sie verlieren ihre Fruchtbarkeit. Egal ob sie Mutter von einem Kind oder Kindern sind, ob sie keine Kinder haben konnten oder wollten, nun wird die Möglichkeit natürlich beendet.

Ein neuer Lebensabschnitt beginnt

Immer deutlicher spüren viele Frauen das Nachlassen der eigenen Energie. Die Kinder sind aus dem Haus, die Karriere hat einen toten Punkt erreicht, die eigene Firma läuft wie von alleine oder langweilt schon lange. Nun fragen sich viele, wie sie ihr Leben sinnvoll weitergestalten sollen. Dies alles lässt viele Frauen über ihr Leben, ihre Beziehungen, ihre Entscheidungen und den bevorstehenden Lebensabend nachdenken. Ein neuer Lebensabschnitt beginnt, der mit vielen Vorurteilen, Mysterien und Ängsten belastet ist.

Coaching für die Zukunft

Wie wäre es, wenn Sie Ihre Wechseljahre als eine Chance sehen könnten, Ihrem Leben eine neue Richtung zu geben? Wenn Sie sich nun Ihren ungelebten Träumen widmen könnten? Wenn Sie sich mit einer solchen „egoistischen" Sicht nicht recht anfreunden können, oder noch nicht wissen, was Sie vom Leben noch wollen, holen Sie sich psychologischen Rat oder versuchen Sie es mit einem Coaching. Vereinbaren Sie gerne einen Termin https://gesundheitscoaching-dillenburg.de/wechseljahre-coaching/.

Endometriose (Prämenopause, Perimenopause, Postmenopausal)

Bei der Endometriose findet sich Gebärmutterschleimhaut (Endometrium) außerhalb der Gebärmutter. Dieses Gewebe kann sich in unterschiedlichen Bereichen im Bauchraum ansiedeln, dazu gehören:

- Bauchfell des Beckens
- Blasen- und Darmwand
- Eierstöcken und Eileitern
- Muskelschicht der Gebärmutter
- Zwischen Scheide und Enddarm

Das Endometrium ist abhängig vom Geschlechtshormon Östrogen. Da in den Wechseljahren die Östrogenkonzentration abnimmt nahm man an, dass sich die Endometriose mit der Menopause verringert oder ganz verschwindet. In einer griechischen Studie[6] wurden 1100 Patientinen untersucht die eine bestätigte Diagnose Endometriose hatten.

Patientinnen in der Perimenopause litten unter einer aggressiveren Endometriose. Sie litten häufiger an Endometriose in der linken Körperhälfte, häufiger an Endometriose an den Eierstöcken und ebenfalls häufiger zusätzlich an Myomen. Myome sind Wucherungen in der Gebärmutter. Frauen in der Postmenopause hatten hingegen häufiger Adenomyose, also Endometriose in der Gebärmutter.

Die Studie zeigte, dass Endometriose auch in den Jahren vor der letzten Regelblutung und seltener auch nach der letzten Regelblutung auftreten kann.

Therapie

Die Therapie dieser ernsthaften Erkrankung gehört in erfahrene Therapeutenhände.

Erschöpfung (Prämenopause, Perimenopause, Postmenopausal)

Schwankungen im Hormonhaushalt können zu psychischen Symptomen führen. Viele Frauen klagen über Erschöpfung und

Konzentrationsschwierigkeiten. Die Wechseljahre sind für uns Frauen ein großer Einschnitt und eine Zeit der Veränderungen.

Da es in den Wechseljahren häufig zu Schlafstörungen kommt, ist es nicht verwunderlich, dass es zu Müdigkeit am Tag kommt. Das wird als sehr belastend empfunden, da es langfristig zu Erschöpfungszuständen und einen allgemeinen Leistungsabfall kommt. Letzterer kann sich zum Beispiel auch in Form von Gedächtnisstörungen zeigen, die nicht nur auf den schlechten Schlaf zurückzuführen sind. Durch die sinkenden Östrogen- und Progesteronspiegel kommt es zu einer Beeinträchtigung der Sauerstoffversorgung im Gehirn, die Konzentrationsstörungen und Vergesslichkeit nach sich zieht.

Therapie

Sorgen Sie für ein verändertes Bettklima. Bettwäsche aus Seide oder Leinen kühlt. Auch eine Bettdecke aus diesem Material ist hilfreich. Pflanzliche Mittel können Ihnen beim Einschlafen helfen. Versorgen Sie sich mit Nervennahrung und gönnen Sie sich tagsüber regelmäßige Auszeiten, in denen Sie sich entspannen können.

Gedächtnisschwäche, Wortfindungsstörungen, Vergesslichkeit (Prämenopause, Perimenopause, Postmenopausal)

Wechseljahre schwächen das Gedächtnis, die hormonelle Veränderung hat einen Einfluss auf das geistige Leistungsvermögen. Ich nannte das meine „Wechseljahrsdemenz“.

Gedächtnisschwäche und Vergesslichkeit treten häufig in der Perimenopause auf. Manche Frauen haben Angst, dass sie nun an Demenz oder Alzheimer erkranken. Aber keine Angst, das Gedächtnis normalisiert sich nach den Wechseljahren wieder. Befürchten Sie trotz allem eine andere Erkrankung (Demenz, Alzheimer, Durchblutungsstörungen etc.), sollten Sie einen Arzt aufsuchen, um diese Erkrankungen ausschließen zu können.

Progesteron und Östrogen hilft dem Gedächtnis auf die Sprünge. Sie wirkt sich positiv auf Gedächtnis und auf das Denk- und Sprachvermögen aus. Doch keine Angst es ist nur vorrübergehend, in der Postmenopause normalisiert sich alles wieder. Allerdings ist zu bedenken, dass unser Gedächtnis auch aufgrund unseres normalen Alterungsprozesses nachlassen kann.

Therapie

Use it or lose it. Bleiben Sie dran, trainieren Sie Ihr Gedächtnis. Lesen Sie, lernen Sie und kommunizieren Sie, was das Zeug hält. Nur wenn wir unser Gehirn trainieren behält es seine Flexibilität.

Gewichtszunahme (Prämenopause, Perimenopause, Postmenopausal)

90 Prozent der Frauen legen in den Wechseljahren an Gewicht zu. Aufgrund des Progesteronmangels (fehlender Eisprung) kommt es zu einer Östrogendominanz, sodass mehr Wasser im Körper eingelagert wird. Auch wirkt sich die veränderte Hormonlage oft auf die Schilddrüsenhormone aus, sodass es zu einem deutlichen Rückgang dieser kommen kann. Dies alles führt zu einer Zunahme des Taillenumfangs und der Bauchregion, mehr Hüftspeck, Fettansammlung an Schultern, Oberschenkeln und einer Brustvergrößerung.

In den Wechseljahren verbraucht jede Frau täglich bis zu 400 kcal weniger, da kein Zyklus mehr ausgeführt werden muss. Für das Heranreifen der Eizelle und für den Eisprung verbraucht der weibliche Körper hohe Energiemengen. Wer also genauso viele Kalorien wie zuvor zu sich nimmt, wird alleine aufgrund dieses Umstandes unweigerlich dicker werden. Eine Anpassung der Kalorienzufuhr ist also unbedingt notwendig, wenn man nicht übermäßig an Gewicht zulegen möchte.

Mit den Jahren wird man ruhiger, das bedeutet leider auch, dass man weniger Kalorien verbraucht. Zudem sinkt mit jedem Lebensjahr der Grundumsatz generell aufgrund des altersbedingten Verlusts an Muskelmasse ab. Das beschleunigt sich in den Wechseljahren noch zusätzlich. Weniger Muskelmasse bedeutet also weniger Energieverbrauch.

Leider habe ich auch damit zu kämpfen: hartnäckige Fettpolster an den kritischen Stellen. Die Fettpolster um den Bauch und die Hüften sind schwer abzubauen. Wir kennen heute die biochemische Ursache dafür, dass dieses Fett schlecht abzubauen ist, liegt an unseren vielen Rezeptoren für östrogenhaltige Substanzen, die hier andocken und den Abbau verhindern.

Therapie

Eine grüne Ernährung, ganz besonders reich an Kreuzblütlern wie Kohl, Grünkohl, Blumenkohl und Brokkoli, enthalten viel Indol-3-Carbinol. Indol-3-Carbinol sorgt für die Entgiftung und die Balance des Hormonhaushalts und ist krebshemmend. Indol-3-Carbinol wird in Diindolylmethan (DIM) umgewandelt. Einer der wichtigsten Wirkstoffe kommt deshalb auch aus den Kohlgemüsen, das Diindolylmethan (DIM).

Werden Östrogene im Körper abgebaut, entstehen sowohl nützliche als auch schädliche Stoffwechselzwischenprodukte (Metabolite). DIM begünstigt die Bildung von nützlichen Östrogen-Metaboliten, die vorteilhafte antioxidative Eigenschaften aufweisen. Zugleich reduziert DIM potentiell schädliche Östrogen-Metabolite, welche als Risikofaktoren für Übergewicht, Brustkrebs und Gebärmutterkrebs gelten.

Muskeltraining ist ebenfalls sehr empfehlenswert, auch wenn es wirklich frustrierend sein kann, da man aufgrund der veränderten Hormonlage nur sehr schwer Muskelmasse aufbauen kann. Bleiben Sie dennoch am Ball!

Gleichgewichtsstörungen (Prämenopause, Perimenopause, Postmenopausal)

Da der Blutfluss ebenfalls auf Hormonschwankungen reagiert, kann es kurzfristig zu einem eingeschränkten Blutfluss im Gehirn und dadurch zu Gleichgewichtsstörungen kommen. Auch das Nervensystem reagiert auf das Ungleichgewicht der Hormone, sodass auch die Seh- und Hörfähigkeit beeinträchtigt sein kann, was zu Schwindelgefühlen beitragen kann.

Die Abstufung des Schwindels reicht vom leichten Unwohlsein bis zu Ohnmachtsanfällen und Dauerschwindel. Auch Ohrensausen, Sehstörungen, unsicheres Gehen oder Stehen - wie auf schwankendem Boden - können auftreten.

Der in den Wechseljahren auftretende Schwindel wird als ungefährlich eingestuft, was der betroffenen Frau wenig Trost spendet.

Therapie

Die Naturheilkunde hat eine Vielzahl pflanzlicher Medikamente zur Auswahl. Eine gründliche Anamnese ist ausschlaggebend für die Wahl des Mittels.

Ein Kreislauftraining, zum Beispiel mit Wasseranwendungen nach Kneip, kann genau wie Aktivitäten an der frischen Luft hilfreich sein.

Haarausfall (Prämenopause, Perimenopause)

Ein Drittel aller Frauen in den Wechseljahren leiden an Haarausfall, dem sogenannten telogenen Effluvium. Östriol stimuliert die Haarwurzel und lässt Haare so schneller wachsen. Außerdem sorgt es für dickes, volles Haar. Fehlt Östriol, kommt es zu Ausdünnung bis hin zur Glatzenbildung.

Hinzu kommt, dass bei manchen Frauen eine genetische Disposition vorliegt, bei der die Haarwurzeln empfindlich auf männliche Sexualhormone (Dihydrotestosteron) reagiert. Jede Frau produziert ihr ganzes Leben auch Testosteron, in der Menopause verändert sich das Verhältnis von Östrogen zu Testosteron aufgrund der absinkenden Östrogenwerte. Nun verkümmern die Haarwurzel, das Haar wird immer dünner und fällt letztendlich aus. Typischerweise wird der Scheitel immer lichter, sodass die Kopfhaut deutlich zu sehen ist.

Die Ironie ist, dass die Kopfhaare ausdünnen und weniger werden, die Behaarung am Körper zunimmt. So entwickeln einige Frauen in den Wechseljahren einen Damenbart, Brustbehaarung oder das eine oder andere „Hexenhaar“ am Kinn.

Aber nicht gleich in Panik verfallen, denn jeder verliert bis zu 100 Haare täglich. In den meisten Fällen ist ein Haarausfall über dieses Maß hinaus selbstregulierend und endet nach ca. sechs Monaten.

Therapie

Phytoöstrogene können mildernd wirken, erfolgsversprechend ist ebenfalls die Mesohairtherapie. Bei der genetischen Variante ist das nicht ausreichend und meist erfolglos.

Hautirritationen, Juckreiz, Kribbeln und Brennen (Prämenopause, Perimenopause, Postmenopausal)

Aufgrund des Rückgangs von Östrogen wird die Bildung von Kollagen gemindert. Die Haut wird dünner, trockener und schuppig. Die Haut verliert ihre Elastizität und das Bindegewebe die Fähigkeit Feuchtigkeit zu speichern. Trockene Haut ist leichter gereizt und führt dann zu Juckreiz. Die Haut wird auch berührungsempfindlicher und es kann zu Irritationen wie Parästhesie (Taubheitsgefühl), Ameisenlaufen, Kribbeln und Stechen der Haut kommen.

Hinzu kommt, dass mit zunehmendem Alter, unabhängig von der hormonellen Lage, die Erneuerung der Hautzellen immer langsamer wird. Was sich ebenfalls in einer verlangsamten Wundheilung niederschlägt.

Therapie

Pflege wird nun besonders wichtig. Achten Sie auf hochwertige Pflegprodukte, die keine Inhaltsstoffe aus der Petrochemie und keine Konservierungs- und Giftstoffe enthalten.

Heißhunger-Attacken (Prämenopause, Perimenopause, Postmenopausal)

Durch eine Östrogendominanz, aufgrund des fehlenden Eisprungs, kommt es zu Heißhunger-Attacken. Zu allem Überfluss fördert Progesteronmangel, und die damit verbundene Östrogendominanz, die Speicherung von Körperfett. Der Hunger auf Süßigkeiten wird zudem verstärkt. Hinzu kommt, dass man mit dem Älterwerden immer weniger Kalorien verbraucht. Behält man sein gewohntes Essverhalten bei, und geht auch dem Heißhunger auf den Leim, dann steigt unweigerlich das Körpergewicht.

Therapie

Kalorienreduktion ist das A und O. Ohne wird es nicht funktionieren. Wichtig ist es Muskelmasse aufzubauen, da Muskeln mehr Kalorien verbrauchen als Fettgewebe. Vermeide Diätprodukte, denn Zuckerersatzstoffe sind Mastmittel in der Tiermast. Eine ayurvedische Doshaanalyse ist eine sinnvolle Maßnahme, da sich das Dosha in dieser Zeit verändert, was ja logisch ist. Eine veränderte ayurvedische Ernährung gibt die Möglichkeit, den Heißhunger zu bewältigen.

Exkurs Dosha

Der Begriff Dosha stammt aus dem Sanskrit und könnte als Konstitutionstyp übersetzt werden. Im Ayurveda kennt man drei Doshas: Vata, Pitta und Kapha. Jeder dieser Konstitutionstypen hat Stärken und Schwächen. Berücksichtigt man das in der Ernährung, kann sich dies positiv auf Gesundheit und Gewicht auswirken.

Herzklopfen/Herzstolpern/ Herzrhythmusstörungen (Prämenopause, Perimenopause, Postmenopausal)

Herzklopfen/Herzstolpern/Herzrhythmusstörungen zählen neben den Hitzewallungen/Schweißausbrüchen zu den am häufigsten auftretenden Beschwerden der Wechseljahre. Diese Phänomene werden unter der Gruppe der vasomotorischen Symptome zusammengefasst, die mit einer Verengung oder Erweiterung der Blutgefäße einhergehen.

Den eigenen Herzschlag zu spüren wird meist als äußerst unangenehm empfunden. In den Wechseljahren kann der Progesteronmangel und die dadurch entstehende Östrogendominanz das Nerven- und Kreislaufsystem überstimulieren, sodass es zu Herzstolpern und unregelmäßigem schnellen Herzschlag kommen kann.

Das kann für die betroffene Frau sehr beunruhigend sein und zu der Befürchtung führen, an einer ernst zu nehmenden Herzkrankheit erkrankt zu sein. Das ist aber nur in den seltensten Fällen der Fall. Ein Checkup bringt Ihnen Klarheit.

Therapie

Zum einen ist es sinnvoll sich zu entspannen, dazu eignen sich verschiedene Entspannungstechniken. Zum anderen kann man seinem Herz-Kreislauf-System mit Ausdauersport immer etwas Gutes tun.

Auch helfen verschiedene Heilpflanzen bei Problemen mit vasomotorischen Symptomen.

Hitzewallungen (Prämenopause, Perimenopause, Postmenopausal)

Hitzewallungen zählen zu den häufigsten Symptomen der Wechseljahre. Die meisten Frauen empfinden sie als extrem unangenehm. Sie können nur als oberflächliches heißes Brennen der Haut wahrgenommen werden, oder aber als intensive Hitze im gesamten Körper.

Manche Frauen erleben die Wallung als aus dem Nacken aufsteigende Hitzewelle, die dann den Kopf und im Anschluss den ganzen Körper ergreift. Sie hält maximal fünf Minuten an. Oft folgt ihnen eine Kältewelle, sodass die Wahl der Bekleidung sehr schwerfallen kann.

In dieser Zeit erweitern sich die Blutgefäße, sodass die Hauttemperatur ansteigt. Das sieht man dann leider auch, da sich Gesicht, Hals und Dekolleté röten können. Die Herzfrequenz erhöht sich um bis zu 30 Schläge pro Minute an und der Sauerstoffbedarf steigt an. Das ist der Grund, dass wir, wenn die Welle uns bei einer körperlichen Aktivität erwischt, dann ins Schnaufen kommen. Mich erwischte es immer beim Waldlauf und zu Anfang war ich sehr besorgt, weil ich von jetzt auf gleich kaum genug Sauerstoff aufnehmen konnte.

Der Körper schüttet vermehrt Stresshormone Adrenalin und Noradrenalin aus, was uns in den sogenannten Kampf- oder Fluchtmodus versetzt.

Hitzeattacken können uns mehrfach in der Stunde, am Tag oder in der Woche ereilen. Sie sind für Körper und Psyche gleich stressig.

Oft treten die Wallungen auch nur als Hitzeattacken in der Nacht auf. Da kann auch ich ein Lied von singen. Bettdecke weg – Bettdecke her die halbe Nacht, das kann einem schon ganz schön zusetzen und den Schlaf stören.

Ursache

Schuld an diesem unangenehmen Symptom ist die Umstellung der Hormone. Die Produktion des Sexualhormons Östrogen sinkt ab.

Östrogen ist im Körper u.a. für die Wärmeregulation zuständig. Dieser Mangel scheint im Gehirn eine Fehlsteuerung der zentralen Thermoregulation auszulösen.

Östrogen stimuliert die Botenstoffe Serotonin und Noradrenalin im Gehirn. Nimmt das Östrogen in den Wechseljahren ab und versiegt, bedeutet das weniger Serotonin- und Noradrenalinbildung im Gehirn. Diese beiden Botenstoffe sind an der Wärmeregulation maßgeblich beteiligt, sodass das Wärmeregulationssystem ins Wanken gerät.

Die in den Eierstöcken gebildeten Sexualhormone werden von der Hypophyse (der übergeordneten Schaltstelle im Gehirn) über die Steuerungshormone luteinisierende Hormon LH und folikelstimulierende Hormon FSH kontrolliert.

Die Hauptaufgabe des FSH ist die Steuerung der Reifung der Follikel (Eizelle). LH löst den Eisprung aus, fördert die Entwicklung des Gelbkörpers und unterstützt die Bildung von Östrogen. In den Wechseljahren funktioniert das Regelsystem nicht mehr, deshalb versucht die Hypophyse, indem sie vermehrt FSH und LH ausschüttet, die abfallenden Hormonspiegel anzuregen. Es kommt deshalb in den Wechseljahren zu LH Werten, die bis zu 15-fach über den Normwerten liegen können. Die Hypophyse ist der Antreiber, der LH und FSH hochtreibt. Das Regelsystem entgleist, wodurch sich Blutgefäße weiten, die Herzfrequenz gesteigert wird und der Schlaf nur noch oberflächlich ist.

Es können auch vegetative Begleiterscheinungen auftreten wie: Herzrasen/Herzrhythmusstörungen, Schweißausbrüche (Nachtschweiß), Angst und Panik (kann auch Hitzewallungen auslösen und sogar verstärken), Hyperventilation (schnelles Atmen, Kribbeln in den Händen und Füßen), Übelkeit, Schwindelgefühl, Kopfschmerzen (migräneartig), Muskelverkrampfung (Anspannung).

Es gibt Situationen und Lebensmittel, die Hitzewallungen auslösen und verstärken können:

- Alkoholkonsum
- Aufregende Situationen oder Stress
- Psychisch belastende Lebensumstände
- Rasche Temperaturveränderungen
- Rauchen

- Scharf gewürztes Essen
- Übergewicht (Adipositas)
- Warme Getränke, z. B. Kaffee

Wie lange hat man Hitzewallungen?

Hitzewallungen treten meist zwischen der Prämenopause und der Postmenopause auf, d.h. in dem Zeitraum vor der letzten Regelblutung und nach der letzten Regelblutung.

Eine große Studie in den USA, die SWAN-Studie[7], die über 16 Jahre hinweg Frauen in der Menopause begleitete, kam zu dem Ergebnis, dass im Mittel die Dauer der Hitzewallungen 7,4 Jahre beträgt. 4,5 Jahre bleiben sie laut Studie durchschnittlich nach der letzten Blutung noch bestehen. Frauen, die schon in der Prämenopause unter Hitzewallungen leiden, also in der Zeit, in der sie noch menstruieren, leiden im Durchschnitt länger, nämlich 11,8 Jahre an Hitzewallungen als Frauen, bei denen die Wallungen erst in der Postmenopause auftreten.

Wahrscheinlichkeitsfaktoren

Seit der SWAN-Studie ist bekannt, dass Rauchen, Übergewicht, Stress, Angst, Schlafmangel und Anspannung Hitzewallungen verstärken können. Es ist deshalb sinnvoll, spätestens jetzt mit dem Rauchen aufzuhören und sein Gewicht zu reduzieren, wenn man übergewichtig ist. Das Dumme ist, dass sich die Hitzewallungen in der Nacht als Stress auf den erholsamen Schlaf auswirken und sich so ein sich selbst erhaltendes System ausbilden kann.

Am Ende wird alles gut, wenn es nicht gut ist, ist es noch nicht das Ende.

Hat sich unser Gehirn an die neue Hormonsituation angepasst, hören die Hitzewallungen auf. Im Schweiße unseres Angesichts lernen wir, mit unseren verminderten Hormonen und Neurotransmittern umzugehen. Das weibliche Gehirn akzeptiert früher oder später den neuen Zustand.

Verstärkende Faktoren

Stress, Alkohol, Kaffee, Nikotin, scharfe Gewürze, Übergewicht und zu warme Kleidung verstärken hormonell bedingte Schweißausbrüche.

> **Cave**
>
> Schweißausbrüche können aber auch andere Ursachen haben, dazu gehören zum Beispiel Ursachen wie chronischer Stress und Schilddrüsenerkrankungen.

Therapie

Die Phytotherapie hält eine breite Palette an pflanzlichen Wirkstoffen für die Wechseljahre bereit.

Da wären die Traubensilberkerze (Cimicifuga racemosa) oder Mönchspfeffer (Agnus castus) oder aber auch mein Favorit, wenn es um Hitzewallungen geht, der Salbei. Auch Phytoöstrogene aus Soja, Rotklee oder Rhabarberwurzel können eine gute Hilfe sein, genau wie bioidentische Hormone.

Immer ist ein Hormonstatus die Voraussetzung dafür, dass das passende Präparat ausgewählt und zum Einsatz kommen kann. Dann ist es möglich, Hitzewallungen und Schweißausbrüche um bis zu 80 Prozent zu reduzieren.

Ausdauersport

Frauen, die keinerlei Sport betreiben, leiden drei Mal mehr an Hitzewallungen als Sport treibende Frauen. Durch das kontrollierte Schwitzen beim Sport vermindern sich die Hitzeattacken deutlich. Ausdauersport trainiert unsere Temperaturregelung und verbessert den Säure-Basen-Haushalt.

Wie gehe ich mit Hitzewallungen um?

Ich kann nur von mir sprechen. Gerade im stressigen Praxisalltag kommen sie häufiger als in Ruhephasen. Sitze ich im Gespräch mit einem Patienten und eine „Walle“ erwischt mich, kommuniziere ich das offen. Warum? Ich erröte, da kann schnell der Verdacht entstehen, das Gegenüber würde die Unwahrheit sagen. Also egal ob ein Mann oder eine Frau ein junger oder älterer Mensch vor mir sitzt, ich sage offen, dass ich gerade eine Hitzewallung habe. Die Reaktionen sind ausschließlich neutral, oder positiv.

Konzentrationsprobleme (Prämenopause, Perimenopause, Postmenopausal)

Östrogen wirkt aktivierend auf die Botenstoffe Acetylcholin, Serotonin und Noradrenalin, welche die Gedächtnis- und Konzentrationsfähigkeit regeln. Östrogen schützt die Nervenzellen und sorgt dafür, dass die Neuronen länger leben und sich besser vernetzen. Konzentrations- und Gedächtnisstörungen treten aber hauptsächlich im ersten Jahr nach der Menopause auf. Danach passt sich das Gehirn den neuen Hormongegebenheiten an und die Symptome verschwinden nach und nach.

Ich habe diese Zeit als sehr belastend empfunden, da ich ganz besonders unter der „Wechseljahrsdemenz“ zu leiden hatte. Wortfindungsstörungen, machten sich bei mir ganz besonders stark bemerkbar. Zum ersten Mal in meinem Leben brauchte ich einen Terminplaner. Zum Glück bewahrheitete sich die Erkenntnis, dass es nach dem ersten Jahr der Menopause wieder normal wurde.

Therapie

Schulen Sie Ihr Gehirn, indem Sie ungewöhnliche Dinge tun. Laufen Sie zum Beispiel einmal einige Meter rückwärts, oder balancieren Sie auf der Kante des Bürgersteigs. Mir hat es ganz besonderes Vergnügen bereitet als Rechtshänder einmal meine linke Hand für viele Tätigkeiten zu benutzen. Das Gehirn reagiert mit einer vermehrten Tätigkeit und bildet neue Netzwerke aus.

Trainieren Sie Ihr Gehirn, indem Sie Ihm immer neue Aufgaben stellen. Da sind Ihrer Phantasie keine Grenzen gesetzt.

Die Ernährung ist vor allem für unser Gehirn sehr wichtig. Es braucht Kohlenhydrate, gute Fette, Lecithin und Aminosäuren.

Kopfschmerzen (Prämenopause, Perimenopause, Postmenopausal)

Kopfschmerzen gehören zu den häufigsten Symptomen in den Wechseljahren. Aber auch schon davor leiden viele Frauen an hormonbedingten Kopfschmerzen. Durch die Störung des empfindlichen Hormongleichgewichts (fehlendes Progesteron) gerät auch das Prolaktin-Hormon aus dem Gleichgewicht, das für Kopfschmerzen und Migräne verantwortlich sein kann. In Zeiten einer Östrogendominanz wird Prolaktin stimuliert

Außerdem wird vermutet, dass Östrogen die Blutgefäße im Gehirn erweitert, während Progesteron sie verengt. In der Menopause schwanken die Hormone stark. In Zeiten der Östrogendominanz sind die Blutgefäße deshalb gedehnt, was zu einer Reizung der Nervenzellen führt.

Zwischen den Blutgefäßen des Gehirns und den Nervenzellen des Gesichtsnervs (Nervus trigeminus) besteht eine enge Verflechtung. Feinste Verästelungen des Trigeminusnervs befinden sich in den Wänden aller Blutgefäße im Gehirn. Eine Veränderung der Blutzufuhr und die daraus resultierende Überaktivität der Nervenzellen im Hirnstamm bewirkt, dass der Trigeminusnerv Schmerzsignale an das Gehirn sendet. Nun kommt es zu einer vermehrten Ausschüttung von Botenstoffe (vasoaktive Neuropeptide), die eine weitere Dehnung der Blutgefäße bewirken und die Gefäßwände für Blutflüssigkeit durchgängig machen (Extravasation). Das hat zur Folge, dass bestimmte Blutbestandteile (z.B. entzündliche Eiweißstoffe) freisetzt werden. Im Anschluss kommt es kommt zu einer Art Entzündung des Hirngewebes und der Hirnhäute. Diese so genannte neurogene Entzündung verursacht Schmerzimpulse, welche ausstrahlen und den Kopfschmerz oder Migränekopfschmerz bewirken.

Therapie

Ätherische Öle wie Minzöl oder Eukalyptusöl können Linderung bringen indem man sie in die Schläfen und den Nacken massiert.

Es ist nützlich, folgende Nährstoffe von Ihrer Therapeutin testen zu lassen:

- Vitamin B5
- Vitamin B6
- Vitamin B12
- Folsäure
- Magnesium
- Vitamin C
- Zink
- Vitamin D
- Omega-3-Fettsäuren
-

Wassertherapie

Lauschen Sie in sich hinein, ob Sie lieber warmes oder kaltes Wasser trinken möchten. Aber trinken Sie in jedem Fall ausreichend Wasser, da Wassermangel Kopfschmerzen auslösen kann. Sind Sie unterversorgt, wird Ihr Blut dickflüssiger und fließt schlechter. Dadurch gelangt weniger Sauerstoff ins Gehirn.

Körpergeruch (Prämenopause, Perimenopause, Postmenopausal)

Mit Beginn der Pubertät prägen Hormone den geschlechtsspezifischen Geruch. Sehr spannend finde ich, dass es während des Eisprunges zu einem Geruch kommt, den Männer anziehend finden. Evolutionär durchaus sinnvoll.

In den Wechseljahren verändern sich die Hormonverhältnisse der Frau, sodass Androgene (männliche Hormone) mehr in den Vordergrund gelangen. Das verändert auch den Körpergeruch

Aufgrund des vermehrten Schwitzens in den Wechseljahren wird auch vermehrt Schweiß gebildet. Wir besitzen zwei Arten von Schweißdrüsen: Epokrine Schweißdrüsen, die geruchlosen Schweiß absondern und apokrine Schweißdrüsen (Duftdüsen), die stark riechenden Schweiß absondern. Die apokrinen Drüsen sitzen im Genital- und Analbereich, im Bereich der Brustdrüsen und in den Achselhöhlen. In den Wechseljahren, sondern die apokrinen Drüsen vermehrt Sekret ab, sodass es schneller zu Körpergeruch kommt.

Tragen Sie keine Kleidung aus Kunstfasern, sondern bevorzugen Sie Naturfasern. Ein wässriger Auszug aus Salbei kann die Schweißproduktion etwas eindämmen.

Libidoverlust (Perimenopause, Postmenopausal)

Das hormonelle Ungleichgewicht in den Wechseljahren kann zu einem Absinken der Libido führen, was für viele Frauen sehr belastend sein kann.

Betroffen sind ca. 50 Prozent der Frauen in der Peri- und Postmenopause. Das fehlende Östriol lässt die Schleimhäute dünner werden und reduziert die Empfindungen. Die sexuelle Erregung verringert sich und es kann kein Orgasmus zustande kommen. Fehlendes Testosteron führt zu einem reduzierten sexuellen Verlangen, einer reduzierten Erregbarkeit und einem verminderten Ansprechen auf sexuelle Stimuli. Das fehlende Progesteron macht müde und erschöpft.

Hinzu kommt, dass sich viele Frauen nicht mehr attraktiv fühlen, was dann zu einem fehlenden Interesse an Sex führen kann.

Körperliche Probleme können auch durch die Scheidentrockenheit entstehen, die zu Schmerzen beim Geschlechtsverkehr führen können. Der Libidoverlust ist dann eine nachvollziehbare Konsequenz.

Die Zeit der Fortpflanzung ist vorbei, deshalb hat die Natur es so geregelt, dass nun der Sexualtrieb nicht mehr so ausgeprägt ist. Er ist sinnlos geworden. Seien Sie beruhigt, das trifft auch auf Männer zu. Studien[8] belegen, dass das Interesse an Sex sowohl für Frauen als auch für Männer mit zunehmendem Alter absinkt. Wobei das sexuelle Interesse bei Männern insgesamt etwas höher ist als bei Frauen. Aus biologischer Sicht logisch, da Männer sich länger fortpflanzen können als Frauen.

Auch wenn uns die Medien vorgaukeln wollen, dass es normal ist zu jeder passenden und unpassenden Gelegenheit und in jedem Alter Lust auf Sex zu haben, sieht die Realität vollkommen anders aus. Nirgends wird so viel gelogen wie beim Thema Sex!

Für alle, die den Libidoverlust als belastend empfinden ein kleiner Trost, einige Studien haben gezeigt, dass das Interesse an Sexualität nach den Wechseljahren wieder zunehmen kann.

Mein Tipp

Reden Sie mit Ihrem Partner, eine gute Partnerschaft hält das aus. Experimentieren Sie etwas, denn nur so finden Sie heraus, was in der neuen Lebensphase guttut und was nicht.

Menstruationsstörungen (Prämenopause, Perimenopause)

Menstruationsstörungen kommen bei bis zu 90 Prozent aller Frauen in der Prämenopause vor.

Muskel- und Gelenkschmerzen (Prämenopause, Perimenopause, Postmenopausal)

Muskel- und Gelenkschmerzen treten in den Wechseljahren recht häufig auf (bis zu 70 Prozent), werden aber oft als altersbedingte „Abnutzungserscheinungen" abgetan. Tatsächlich hängen sie aber mit dem sinkenden Progesteron und Östradiolspiegel zusammen.

Östrogene beeinflussen das Immunsystem, die Schmerzverarbeitung und den Stoffwechsel in Knorpel und Knochen. Hormone haben einen schmerzlindernden Effekt.

Der Östrogenabfall in den Wechseljahren hat eine geringere Kollagenbildung zur Folge, sodass die Strukturen im Gelenk zunehmend verhärten. Der Gelenkknorpel büßt so erheblich an Elastizität ein, was ihn empfindlicher, weniger belastbar und so anfälliger für Schäden macht.

Immunzellen in den Gelenken weisen Rezeptoren für Östrogene (Östrogenrezeptoren) auf. Ein Mangel des Hormons kann Entzündungsprozesse im Gelenk fördern und Beschwerden auslösen.

Ähnliches gilt für die Schmerzverarbeitung. Auch hier lassen sich in einigen Strukturen des Nervensystems Rezeptoren für Östrogene nachweisen. Die Hormone haben offenbar einen schmerzlindernden Effekt. Der Abfall der Östrogene verringert auch die Freisetzung von Endorphin. Endorphin reguliert die Schmerzempfindung, sodass es zum Absinken der Schmerzgrenze kommt.

Hinzu kommt, dass es unter Östrogenmangel eine verminderte Durchblutung der Muskeln und Gelenke, sowie eine Abnahme der Kollagenproduktion kommt.

Halten die Schmerzen lange an und sind sehr stark, sollte man andere Ursachen ausschließen lassen.

Therapie

Eine Möglichkeit die Muskel- und Gelenkschmerzen positiv zu beeinflussen ist die Einnahme von Enzymen, Kollagen-Peptiden und Hyaluronsäure.

Reduzieren Sie Ihr Gewicht, damit Sie Ihre Gelenke schonen.

Verzichten Sie auf Joggen, da Joggen die Gelenke, Muskulatur und Bänder stark beansprucht.

Moderater Sport ist sehr hilfreich, da Gelenke nur über Bewegung versorgt werden. Wer rastet, der rostet. Bewegungstherapie, Tanzen, Wassergymnastik, Yoga, Gymnastik, Walken, Wandern und Schwimmen sind zum Beispiel geeignete Bewegungsarten.

Ein moderates Krafttraining hilft Muskeln aufzubauen und so die Gelenke zu stützen.

Nervenreizungen (Prämenopause, Postmenopausal)

Nicht wenige Frauen haben in den Wechseljahren das unangenehme schmerzhafte Gefühl von Stromschlägen im Kopf, in der Muskulatur oder im Gewebe. Sinkende Östrogenspiegel führen zu Fehlzündungen in den Nervenzellen, was zu einer fehlerhaften Nervenzellkommunikation im Gehirn führt. Zusätzlich zum sinkenden Östrogen wird dieses Phänomen durch Vitamin- und Mineralstoffmangel verstärkt.

Therapie

Nach einem umfangreichen Mineralstoff- und Vitaminlabortest werden mit orthomolekularen Medikamenten die fehlenden Mineralstoffe aufgefüllt.

Osteoporose (Prämenopause, Perimenopausal, Postmenopausal)

Bis zu 80 Prozent der an Osteoporose Erkrankten sind Frauen. Über 30 Prozent der Frauen erleben ab dem 50. Lebensjahr Knochenbrüche, oder verlieren Zähne.

Zunächst bleibt eine Osteoporose meist unbemerkt, da zu Anfang keine Beschwerden auftreten.

Das Hormon Östrogen vermindert den Abbau der Knochenmasse indem es die Osteoklasten (Zellen, die den Knochen abbauen) hemmt.

Progesteron begünstigt den Knochenaufbau, indem es die Osteoplasten (Zellen, die den Knochen aufbauen) fördert.

Osteoporose entsteht langsam und schreitet meist unbemerkt fort.

Diagnose

Meist ist die Diagnose ein Zufallsbefund, wenn wegen einer anderen Erkrankung eine Röntgenaufnahme des Oberkörpers durchgeführt wird, oder wenn es zu einem Knochenbruch gekommen ist.

Eine Knochendichtemessung gibt dann Aufschluss, ob die Knochendichte verringert ist. Das Ergebnis der Knochendichtemessung wird als sogenannter T-Score (englisch für T-Wert) ausgedrückt. Ein T-Wert von 0 entspricht dabei der Knochendichte eines jungen und gesunden Erwachsenen im Alter zwischen 20 und 30 Jahren.

T-Score bis -1	Normalbefund
T-Score zwischen -1 und -2,5	vermindert (man spricht dann von Osteopenie)
T-Score gleich oder kleiner als -2,5	Osteoporose

Wichtig ist es zu wissen, dass die Knochendichtemessung das Frakturrisiko nicht zuverlässig vorhersagen kann, dass es weitere Faktoren, wie das innere Gerüst des Knochens und die Belastbarkeit des Knochens, nicht erfassen kann.

Therapie

Ernährung - Bewegung – Entsäuern

Menschen, die sich schlecht ernähren, haben ein höheres Risiko an Osteoporose zu erkranken. Wer denaturierter Nahrung den Vorzug gibt, überschwemmt hierdurch seinen Stoffwechsel mit Säuren. Diese Säuren dürfen dem Körper nicht schaden und müssen deshalb abgepuffert werden. Der Knochen enthält basische Mineralstoffverbindungen, die nun angegriffen werden. Ist die Kapazität der körpereigenen Puffersysteme erschöpft, werden dann Mineralstoffverbindungen aus dem Knochen zur Neutralisation von Säure freigesetzt. Calcium und Magnesium werden dafür aus dem Knochen gelöst, was langfristig zum Verlust von Knochensubstanz führt. Eine ausgewogene Ernährung kann darum hier wahre Wunder wirken.

Regelmäßige Bewegung ist ein Muss. Günstig für die Knochen sind dabei Sportarten, die eine leichte Erschütterung der Knochen beinhalten, da dies den Knochenaufbau besonders gut anregt. Wählen Sie deshalb Ihre Bewegung mit Bedacht aus. Vor allem schnelles Gehen, Nordic Walking, Tanzen, Laufen und Ballspiele sind hervorragend geeignet.

Auch Gymnastik und Muskeltraining sind sinnvoll. Ein gut ausgebildeter und geschmeidiger Muskelapparat kann so manche Knochenschwäche ausgleichen.

Wählen Sie eine Ernährung, die Ihren Knochen nutzt. Verzichten Sie dabei auf Milchprodukte, da sie zwar Calcium enthalten aber aufgrund ihrer Säure-Basen Balance mehr Calcium bei der Verstoffwechslung verbrauchen als sie einbringen.

Eine schwedische Studie[9] von Prof. Karl Michaëlsson et.al.,kam zum Schluss, dass ein hoher Milchkonsum bei Frauen das Risiko von osteoporotischen Frakturen um 16 Prozent erhöht.

Bei hohem Milchkonsum stieg bei Frauen das Risiko eine Hüftfraktur zu erleiden um 60 Prozent.

Wenn es um unser Kochen geht, denken die meisten Menschen automatisch an Calcium. Gar nicht falsch, aber auch eine ausreichende Versorgung mit Magnesium und Phosphor sind für unsere Knochengesundheit wichtig. Magnesium verursacht im Knochen eine starke Kristallbildung, die den Knochen stützt. Magnesium ist im Knochen verhältnismäßig wenig vorhanden, dennoch ist es für die Stabilität unserer Knochen unabdingbar. Magnesium und Calcium arbeiten Hand in Hand, sodass bei einem Magnesiummangel gleichzeitig zu wenig Calcium für den Knochenaufbau verwendet werden kann.

Eine Studie[10] konnte zeigen, dass ein länger anhaltender Magnesiummangel bei Ratten zu Osteoporose führt. Eine kleine Studie[11] an 53 Frauen verglich die Magnesiumspiegel von Frauen in verschiedenen Stadien postmenopausaler Osteoporose mit dem von gesunden Frauen in der Perimenopause. Die postmenopausalen-Osteoporose-Patientinnen zeigten eindeutig niedrigere Spiegel an freiem Magnesium als die gesunde Vergleichsgruppe.

Vitamin D

In Ländern höherer Breitengrade, wie Deutschland, leiden viele Menschen an einem Vitamin D-Mangel. Warum ist das so? Der menschliche Körper kann Vitamin D selbst herstellen, allerdings nur unter Einwirkung von Sonnenlicht!

Wer sich aber mit Sonnencreme vor der Sonne schützt, hat keine Vitamin D-Bildung, genau wie die Menschen, die sich nur selten im Freien aufhalten. Je mehr nackte Haut der Sonne ausgesetzt ist, desto größer ist die Vitamin D-Bildung.

Ein niedriger Vitamin D-Spiegel erhöht indessen das Risiko für Knochenbrüche. Leider lässt sich aber die Knochendichte durch Einnahme von Vitamin D laut Studienlage[12] nicht steigern.

Achten Sie auf Ihren Vitamin D-Spiegel und Ihren Mineralstoffhaushalt. Ein Labortest gibt Ihnen hier Aufschluss.

Vermeiden Sie eine säurelästige Ernährung, da sie dazu beitragen, dass Ihre Knochen weiter entmineralisiert wird.

Reizbarkeit (Prämenopause, Perimenopause, Postmenopausal)

Das Absinken von Progesteron und Östrogen wirkt sich negativ auf die Neurotransmitter im Gehirn aus. Diese sind für die Regulierung der Stimmung verantwortlich. Der Hippocampus produziert nun mehr Gonadotropin Releasing Hormon (GnRH). Hinzu kommt, dass nun das Stresshormon Adrenalin vermehrt ausgeschüttet wird. Adrenalin steigert die Kampf- Fluchtbereitschaft und beschleunigt den Herzschlag, was zu einer aggressiven Stimmungslage führen kann. Man kann es sich wie eine hormonbedingte Stresssituation vorstellen.

Nutzen Sie diese neue Power, um schon lange gehegte Wünsche in Angriff zu nehmen.

Therapie

Die Phytotherapie bietet eine Reihe von Mitteln gegen Reizbarkeit. Lassen Sie sich von einer Therapeutin beraten.

Ätherische Öle können ebenfalls beruhigend wirken. Hier bieten sich Melisse, Lavendel, Muskatellersalbei und nicht zuletzt Weihrauch an. Verdampfen Sie das Öl einfach in einem Vaporisator oder einer Duftlampe.

Schlafstörungen (Prämenopause, Perimenopause, Postmenopausal)

Schlafstörungen sind eine der häufig auftretenden Störungen in den Wechseljahren. Bis zu 60 Prozent der Frauen in der Menopause leiden unter mehr oder weniger starken Schlafstörungen.

Auch unser Schlaf wird von den Hormonen Östrogen und Progesteron beeinflusst. Geraten diese beiden Hormone aus der Balance, wirkt sich das auf unseren Schlaf aus.

Die Produktion von Acetylcholin und Noradrenalin nimmt durch den sinkenden Spiegel der weiblichen Geschlechtshormone ab. Acetylcholin und Noradrenalin sind zusammen mit unserem Schlafhormon Melatonin für die Regelung unserer Schlafphasen verantwortlich. Leider nimmt auch die Melatonin-Herstellung in den Wechseljahren stark ab, sodass Schlaflosigkeit in den Wechseljahren ein häufiges Symptom ist.

Der Schlaf ist nicht mehr so tief, sodass die Erholung des Körpers und des Geistes weniger gut erfolgen kann. Als Folge fühlen Sie sich am Tag müde und leistungsschwach.

Der Schlaf leidet aber auch unter den nächtlichen Hitzewallungen und Schweißausbrüchen. Bei länger anhaltenden Schlafstörungen kommt es dann zu körperlicher Erschöpfung, Abgeschlagenheit, Gereiztheit Konzentrationsstörungen und Vergesslichkeit. Bei einer entsprechenden psychischen Vorbelastung kann es auch zu einer Depression kommen.

Leider begünstigt schlechter Schlaf das Erkrankungsrisiko für Herz-Kreislauf-Erkrankungen, Diabetes und Übergewicht. Eine naturheilkundliche Therapie ist also sehr zu empfehlen.

Therapie

Essen Sie keine großen Abendmahlzeiten und vermeiden Sie es nach 18 Uhr zu essen.

Ihr Schlafzimmer sollte komplett dunkel sein, damit Sie optimale Voraussetzungen für die Melatoninbildung haben. Am Abend sollten Sie blaues Licht meiden, da es die Melatoninbildung verhindert

Verwenden Sie zur nächtlichen Beleuchtung Licht mit geringem Blauanteil. Schauen Sie in den letzten zwei Stunden vor dem Schlafengehen nicht mehr auf helle Bildschirme und nutzen Sie kein Handy, Tablet oder E-Book-Reader.

Wenn Sie doch abends Bildschirmgeräte verwenden, tragen Sie eine Brille mit Blaulichtfilter oder nutzen Sie nur Geräte im Nachtmodus, in dem blaue Wellenlängen gefiltert werden.

Setzen Sie sich tagsüber viel natürlichem Licht aus. Das verbessert Ihre Schlaffähigkeit in der Nacht sowie Ihre Laune und Wachsamkeit am Tag.

Auch hier können Phytotherapeutische Produkte unterstützend eingesetzt werden.

Schweißausbrüche (Prämenopause, Perimenopause, Postmenopausal)

Irgendwann reagiert der Körper auf die Hitzewallungen auch mit vermehrter Schweißbildung. Durch die übermäßige Schweißproduktion erfahren die betroffenen Frauen erhebliche Einschränkungen im sozialen und beruflichen Umfeld, sodass sich hieraus ein individuell erheblicher Krankheitswert ergeben kann.

Bevorzugte Stellen für das Schwitzen sind der Kopf, hier der Haaransatz und der Nacken. Diese Symptome sind vielen Frauen besonders unangenehm, da das Make-up und die Frisur ruiniert werden und es jeder sehen kann.

Besonders in der Nacht sind die Schweißausbrüche oft sehr intensiv. Viele Frauen berichten mir, dass sie mehrmals in der Nacht die Bettwäsche und Nachtwäsche wechseln müssen, da alles nass geschwitzt ist. Dies führt zu einem unterbrochenen Schlaf, was dann wiederum zu Abgeschlagenheit und Stimmungsschwankungen am Tag führt. Wer über eine längere Zeit nicht genügend Schlaf bekommt, dessen Leistungsfähigkeit insbesondere die geistige und kognitive Leistungsfähigkeit geht signifikant zurück.

Meine Tipps

Lockere Garderobe beugt unangenehmem Schweißgeruch vor. Meiden Sie Kunstfasern, die den Körpergeruch und das Schwitzen verstärken. Wählen Sie Kleidung aus Naturfasern wie Baumwolle oder Seide. Auch bei den Schuhen kommt es auf das Material an. Lederschuhe und Ledersohlen sind besser geeignet als solche aus Kunststoff. Im Sommer am besten zu luftigen Sandalen greifen und möglichst oft barfuß laufen, auch das beugt Schweißfüßen vor.

Auch bei der Bettwäsche auf Naturfasern achten. Eine Bettdecke aus Seide ist hier eine gute Wahl.

Therapie

Salbei ist bekannt für seine schweißhemmende Wirkung. Versuchen kann man es mit Salbeiwaschungen. Dazu stellt man einen Salbeitee her, lässt ihn abkühlen und wäscht die betroffenen Stellen damit ab. Den Salbeitee aber nicht wieder abwaschen, sondern auf Haut, Achselhöhlen, und Kopfhaut belassen. Den Salbeitee zu trinken ist ebenfalls sinnvoll, die ätherischen Öle in Salbeitee hemmen die Nervenenden der Schweißdrüsen, die so weniger Schweiß produzieren.

Ein weiteres Hausmittel: Kneipp-Güsse für Arme und Beine oder Kalt-warme-Wechselduschen. Sprechen Sie davor mit Ihrem Hausarzt, denn bei starkem Übergewicht oder Herzschwäche sind diese Tipps nicht zu empfehlen.

Vermeiden Sie koffeinhaltige Getränke, Alkohol und scharfe Gewürze, da dies alles die Schweißdrüsen aktiviert.

Ätherische Öle aus Zitrone oder Rosen sind ein bewährtes Hausmittel gegen das Schwitzen. Sie können zum Beispiel als Zusatz ins Badewasser gegeben werden. Als Fußbalsam werden gerne Öle aus Fichte, Kiefer, Lemongras oder auch Teebaumöl verwendet, da sie Schweißfüßen vorbeugen.

Kommen Sie regelmäßig richtig ins Schwitzen. Wer mindestens einmal die Woche durch Sport oder Sauna richtig schwitzt, der trainiert die normale Funktion seiner Schweißdrüsen.

Stimmungsschwankungen (Prämenopause, Perimenopause)

Das veränderte hormonelle Gleichgewicht hat einen Einfluss auf die Psyche. In den Wechseljahren leiden 70 Prozent aller Frauen an einer depressiven Stimmungslage. Vor den Wechseljahren nur 30 Prozent. Da ist es nur logisch, dass auch das Risiko eine Depression zu entwickeln in den Wechseljahren steigt. Wer schon vor den Wechseljahren einmal an einer Depression erkrankt war, ist nun besonders gefährdet, erneut zu erkranken. In diesen Fällen sollten Sie sich immer professionelle Hilfe holen.

Doch auch die „normalen“ Befindlichkeitsstörungen nehmen zu. Im einen Moment fühlen Sie sich großartig, voller Tatendrang und Energie, im nächsten sind Sie erschöpft und deprimiert.

Therapie

Entspannungsbäder können helfen Stress abzubauen. Ein warmes Bad steigert nicht nur das körperliche Wohlbefinden, es führt gleichzeitig zur Muskelentspannung, beruhigt die Nerven und sorgt für innere Ausgeglichenheit. Am besten wirkt es bei einer Temperatur von etwas über 37, aber nicht mehr als 39 Grad, da dies in etwa der Körpertemperatur entspricht und beste Muskelentspannung gewährleistet.

Tanzen Sie einmal aus der Reihe. Machen Sie sich ein fetziges Lied an und rocken Sie bis Sie denken, dass Sie nicht mehr können, und dann machen Sie noch ein wenig weiter. Dieses auspowern lässt die Stimmung wieder steigen.

Ausgleichend wirkende Heilpflanzen sind ebenfalls eine hervorragende Option. Wenn Sie Schulmedikamente nehmen ist es ratsam, vor der Einnahme eines pflanzlichen Mittels Ihren Arzt oder Therapeuten zu konsultieren.

Bauen Sie stimmungsaufhellende Lebensmittel wie Zimt, rohen Kakao, Quinoa, Camu Camu und Goji-Beeren in Ihre Ernährung ein.

Vaginale Trockenheit, Scheidentrockenheit (Prämenopause, Perimenopause, Postmenopausal)

Ursache der vaginalen Trockenheit ist der Rückgang des Östriols. Östriol ist für die Vaginalsekretbildung und Befeuchtung unserer Scheidenhaut zuständig.

Sehr viele Frauen leiden in den Wechseljahren und ganz besonders danach an Scheidentrockenheit. Bei der Scheidenhaut handelt es sich um ein feuchtes, mehrschichtiges Plattenepithel. Wie dick und stabil dieses feuchte Plattenepithel ist, hängt von der Produktion der Geschlechtshormone ab und ändert sich deshalb innerhalb des Menstruationszyklus und insbesondere in der Menopause und danach.

Bei der geschlechtsreifen Frau besteht das Plattenepithel aus circa 20 bis 30 Zelllagen. Als Kind und nach den Wechseljahren befindet sich der weibliche Körper dagegen in einer nicht hormonellen Phase. Durch einen Mangel am weiblichen Geschlechtshormon Östrogen ist in dieser Zeit das feuchte Plattenepithel auf wenige Zellschichten reduziert und büßt damit mechanische und biologische Schutzfunktionen ein.

Das kann zu Jucken und Brennen im Intimbereich, Trockenheitsempfinden, Infektionsanfälligkeit bis hin zu Scheidenentzündungen (Kolpitis), wiederkehrende Harnwegsinfekte oder Pilzinfektionen und zu Schmerzen beim Geschlechtsverkehr (Dyspareunie) führen. Obwohl fast jede Frau davon in den Wechseljahren, aber auch in Zeiten von Hormonschwankungen oder durch die Anti-Baby-Pille betroffen ist, wird selten darüber gesprochen. Linderung versprechen hormonhaltige Cremes und Vaginaltabletten. Doch helfen sie wirklich?

Hormonpräparate wirken nicht besser als einfache Feuchtigkeitsgele, dies zeigte eine Studie[13] am Massachusetts General Hospital in Boston.

Meine Tipps

Lassen Sie alle Seifenstoffe bei der Vaginalhygiene weg. Seifenstoffe schädigen das feuchte Plattenepithel nachhaltig - und zwar alle! Nach jedem Duschen oder Baden ist eine Fettpflege wichtig. Hierfür eignen sich Jojobaöl, alle Nussöle, Granatapfelöl oder Wildrosenöl. Ganz außerordentlich regenerierend wirkt Sandornfruchtfleischöl. Doch Vorsicht: Es färbt die Wäsche orange und lässt sich sehr schlecht auswaschen.

Falls Sie noch menstruieren, benutzen Sie auf keinen Fall Tampons, da diese die Scheidentrockenheit verstärken.

Wird mit Kondomen verhütet, muss auf eine für Kondome geeignete Gleitcreme zurückgegriffen werden, da sonst die Reißfestigkeit des Kondoms nicht gewährleistet ist. Auch auf silikonhaltige Gleitmittel sollte verzichtet werden, da diese das feuchte Plattenepithel zusätzlich schädigen können.

Therapie

Phytoöstrogene können hilfreich sein. Phytoöstrogene sind Pflanzenstoffe, die auf den Hormonstoffwechsel eine ähnliche Wirkung ausüben, wie vom menschlichen Körper gebildete Östrogene. Als pflanzliches Pendant zu körpereigenen Östrogenen können sich Phytoöstrogene, insbesondere Lignane und Isoflavone, an die Rezeptoren für das Hormon im Körper binden und den Hormonmangel auf diese Weise ausgleichen.

Verändertes Hautbild (Perimenopause, Postmenopause)

Östrogen ist an der Bildung von Kollagen und so an der Wasserbindekraft der Haut beteiligt. Fehlt zunehmend Östrogen, wird die Haut dünner, trockener und neigt zu Faltenbildung.

Man sollte nun nicht auf die Idee kommen, die fehlenden Hormone über ein Pflegeprodukt zurück in die Haut zu cremen. Studien[14] zeigen, dass Östrogene in Pflegecremes keine evidenzbasierte Wirkung zeigen.

Meine Tipps

Nun braucht die Haut Pflegeprodukte mit erhöhtem Anteil von Fett und Feuchtigkeit. Auch Masken und Seren mit einem erhöhten Fett- und Feuchtigkeitsanteil helfen, die Haut elastisch zu halten. Besondere Pflege braucht die Partie rund um die Augen, hier ist die Haut sehr dünn, dort prägen sich Knitterfältchen besonders schnell ein. Eine spezielle Augencreme ist ratsam.

Über Fett und Feuchtigkeit hinaus ist es hilfreich, wenn Cremes Hyaluronsäure und Urea enthalten, damit die Haut länger Feuchtigkeit speichern kann.

Wichtig neben einer guten Pflege und einer gesunden Lebensweise mit viel frischem Salat, Gemüse und Obst, sowie ausreichend Flüssigkeit, sind ausreichend Schlaf, nur ein gelegentlicher Genuss von Alkohol und der Verzicht auf Nikotin. Sonnenbäder sollten ausschließlich mit guten Sonnencremes mit hohem Lichtschutzfaktor genossen werden.

Nachtkerzenöl von innen und außen sorgt für eine gute Durchfeuchtung und Pflege der Haut.

Verdauungsprobleme (Prämenopause, Perimenopause, Postmenopausal)

Östrogen und das Stresshormon Cortisol stehen in Wechselwirkung. Sinkt das Östrogen in den Wechseljahren ab, steigt das Cortisol an. Das erhöhte Cortisol lässt den Blutdruck ansteigen und führt zu höheren Blutzuckerspiegeln. Außerdem fördert es die Freisetzung von Magensäure und verlangsamt den Verdauungsprozess. Kommen in den Wechseljahren Angst oder Panikattacken zu dem erhöhten Cortisolspiegel hinzu, können sich Symptome wie Blähungen, Durchfall und Verstopfung, Krämpfe, Bauchschmerzen, Erbrechen (als Stressreaktion), Sodbrennen bis hin zum Reflux, also ein sogenanntes Reizdarmsyndrom, entwickeln.

Östrogen und Serotonin spielen zusammen. Serotonin, das Glückshormon, ist in großen Mengen in der Darmschleimhaut vorhanden und beeinflusst die Peristaltik des Darms. Östrogen wiederum hat einen Einfluss auf die Wirkung des Serotonins im Darm. Warum? Durch Östrogen werden neue Serotoninrezeptoren im Darm gebildet und dieser wird munterer. Wird weniger Östrogen gebildet, wird der Darm aufgrund der Verringerung der Serotoninrezeptoren langsamer. So kommt es ebenfalls zu Blähungen und Verstopfung.

Progesteron entspannt den Darm. Häufig etwas zu sehr, denn das Hormon führt dazu, dass die Magen-Darm-Tätigkeiten nur noch langsam funktionieren. Dann verbleibt der angedaute Speisebrei zu lange im Darm und es entstehen Gase. Es kommt zu Blähungen und Verstopfung.

Prostaglandin ist dafür zuständig, die Muskulatur im Körper anzuregen. Dies betrifft selbstverständlich auch den Darm. In der Menopause führt das Hormon dazu, dass sich die Darmmuskulatur krampfartig anspannt. Dadurch wird die Nahrung viel zu zügig durch Magen und Darm geschleust. Dies führt zu Krämpfen und Durchfall.

Meine Tipps

Sport und Bewegung regen die Verdauung an. Integrieren Sie Bewegung und Sport in Ihr Leben. Yoga oder Walking eignen sich besonders, um den Darm anzuregen.

Trinken Sie ausreichend. Überprüfen Sie Ihr Trinkverhalten: Wie viele Liter trinken Sie wirklich? Ich starte bereits am Morgen mit drei Glas warmem Wasser in den Tag. Sorgen Sie dafür, Wasser immer griffbereit zu haben. Am besten trinken Sie stilles Wasser ohne blähende Kohlensäure oder ungesüßte Kräutertees.

Hausmittel wie Sauerkrautsaft, Dörrpflaumen und Pflaumensaft können sehr hilfreich sein.

Therapie

Nachdem Sie bei Ihrer Therapeutin Ihren mikrobiellen Darmbesatz haben testen lassen, pflegen Sie ihre Darmflora mit den verordneten Prä- und Probiotika.

Vermeiden Sie unbedingt Abführmittel, da diese den Darm auf Dauer noch träger machen. Bauen Sie stattdessen Flohsamen in Ihre Ernährung ein. Das funktioniert so: Die Samen besitzen die Fähigkeit zu quellen und binden mit den Schleimstoffen auf ihrem Weg durch den Darm ein Vielfaches ihres Eigengewichts an Flüssigkeit. So quellen sie auf und vergrößern das Volumen des Stuhls. Der vorher verhärtete Stuhl wird durch die Flüssigkeit weicher und die Bewegung des Darms so angeregt. Nur wer ausreichend trinkt, profitiert von Flohsamen. Wer nicht ausreichend trinkt, verstärkt seine Verstopfung!

Zahnfleischprobleme (Prämenopause, Perimenopause, Postmenopausal)

Die hormonelle Veränderung verursacht häufig Entzündungen, Zahnfleischbluten und Gingivitis. Entzündungen im Körper stellen ein Risiko für viele Erkrankungen, wie z.B. Herzerkrankungen bis Krebs, dar. Eine zahnärztliche Intervention und gute Zahnhygiene sind deshalb in den Wechseljahren besonders wichtig. Aufgrund des Rückgangs von

Östrogen und Progesteron steigt auch das Osteoporoserisiko für Frauen in den Wechseljahren. Hiervon kann auch der Kieferknochen betroffen sein. Folgende Symptome können ebenfalls auftreten: Empfindliches oder geschwollenes Zahnfleisch, Zahnfleischrückgang, trockenes oder glänzendes Zahnfleisch, Veränderung der Zahnfleischfarbe (von rosa bis blass oder sehr rot), Schmerzen oder brennendes Zahnfleisch, Zahnfleisch blutet schneller als üblich, Eiter zwischen den Zähnen und dem Zahnfleisch, trockener Mund, Zungenbrennen, Karies, Kieferprobleme, veränderte Geschmackswahrnehmung und schlechter Atem.

Mein Tipp

Ölziehen

Das traditionelle ayurvedische Ölziehen stellt eine Möglichkeit dar, Giftstoffe auszuscheiden. Morgens nach dem Aufstehen einen Löffel Bio Sonnenblumenöl (kaltgepresst) in den Mund nehmen und es für 10-15 Minuten im Mund hin und her bewegen und durch die Zähne ziehen.

Das Öl nimmt Schadstoffe und Bakterien auf.

Achtung: auf keinen Fall schlucken. Spucke Sie das Öl bitte in den Mülleimer. Besser nicht ins Waschbecken oder die Toilette spucken, da es den Abfluss verstopfen kann und einiges an Reinigung erfordert.

Den Mund mit warmem Wasser ausspülen und die Zähne mit einer flouridfreien Zahncreme putzen.

Ein wunderbarer Nebeneffekt sind weißere Zähne.

Zunge reinigen

Auch auf der Zunge reichern sich über Nacht Giftstoffe und Bakterien an. Nachdem Sie Öl gezogen haben, können Sie noch Ihre Zunge reinigen. Besorge Sie sich dazu einen Zungenreiniger und schaben den verbliebenen Belag vor dem Zähneputzen von der Zunge herunter.

Zungenbrennen (Prämenopause, Perimenopause, Postmenopausal)

Zungenbrennen in den Wechseljahren ist ein Symptom unter dem bis zu 40 Prozent aller Frauen leiden. Die Zunge zeigt dabei keinerlei Schleimhautveränderungen. Begleitet wird es oft auch von Mundgeruch und schlechtem Geschmack im Mund.

Gerade für das Zungenbrennen kommen aber noch einige andere Ursachen neben den Wechseljahren infrage, wie: Diabetes mellitus, Candida (oral Hefe), Mundtrockenheit (Xerostomie), Medikamente (Diuretika, orale Diabetes-Medikamente, einige Blutdruck-Medikamente), Blutanomalien, Nährstoffmangel, Magensäure, Reflux, Allergien (Lebensmittel, Zahnpasten, Mundspülungen, Kaugummis), geographische Zunge, Zahnerkrankungen, psychologische Ursachen (Depressionen), chronische Infektionen, entzündliche Erkrankungen (falsch sitzende Prothesen), Nervenschäden, Nikotinkonsum, Mundkrebs, HWS-Syndrom.

Wie kann die Naturheilkunde Ihnen helfen, die Wechseljahre souverän zu meistern?

Aus meiner eigenen Erfahrung heraus kann eine naturheilkundliche Therapie dazu beitragen, dass es zu einer vegetativen Stabilisierung und zu einer Stimmungsaufhellung kommen kann. Da die Wechseljahre das Selbstbild der Frau verändern, kann eine integrative psychologische Unterstützung helfen, die eigene Position im Leben neu zu definieren und so zu einer Neuorientierung zu kommen.

Naturheilkundlich kommen einige Therapien zum Einsatz, dazu gehören:

- Phytotherapie
- Orthomolekulare Therapie
- Homöopathie
- Akupunktur
- Aromatherapie
- Umstellungstherapien, wie z.B. das Schröpfen
- Ernährungstherapie
- Entspannungstechniken
- Gesprächstherapie
- Beratung bezüglich der Sexualität

Selbstverantwortung

Vor jeder Therapie steht ein gesunder Lebenswandel. Wie gesund ernähren Sie sich? Wie viel bewegen Sie sich? Trinken Sie genug? Wenn Sie unsicher sind, dann suchen Sie eine Therapeutin auf, die gemeinsam mit Ihnen diesen Fragen auf den Grund geht. Das sollte immer der erste Schritt in Ihrem Wechseljahrprogramm sein und er ist auch der wichtigste.

Ernährung

Als erstes ist es wichtig die Kalorien abzusenken, da sich in den Wechseljahren der Stoffwechsel verlangsamt und auch aufgrund des fehlenden Zyklus weniger Kalorien verbraucht werden. Wer das nicht tut, nimmt unweigerlich immer mehr und mehr an Gewicht zu.

Gerade in den Wechseljahren ist es wichtig, mineralstoff-, vitamin- und eiweißreich zu essen und gesunde Fette zu sich zu nehmen. Außerdem ist auf einen ausgeglichenen Säure-Basen-Haushalt zu achten. Da dies kein Ernährungsratgeber ist, werde ich in diesem Buch nur zwei Lebensmittel vorstellen, die sich für die Ernährung in den Wechseljahren eignen.

Wie ich in den Wechseljahren Knollenfenchel entdeckte

Bis vor einigen Jahren konnte ich dem Knollenfenchel nichts abgewinnen. Ich mochte ihn schlicht und einfach nicht. Doch dann zog er mich wie magisch an. Ich mochte die sinnliche Form, das filigrane Grün, seinen einzigartigen Geruch und er wanderte immer öfter in meinen Einkaufskorb.

Am Anfang wusste ich gar nicht, wie ich ihn zubereiten sollte, aber dann entwickelte ich einige leckere Rezepte und er wurde zu einem gern gegessenen Gemüse.

Subjektiv hatte ich das Gefühl, dass wenn ich Fenchelgemüse gegessen hatte, meine Wechseljahrsbeschwerden besser wurden. Weniger Hitzewallungen in der Nacht und dadurch besserer Schlaf, weniger Muskelschmerzen und bessere Stimmung.

Dann entdeckte ich die Studie[15], die an der Universität Teheran von Rahimikian, Fatemeh MSc et.al. durchgeführt worden war.

Dort stand es schwarz auf weiß, Fenchel eignet sich für die Behandlung von klimakterischen Beschwerden und ist eine therapeutische Option zur Hormon-Eersatz-Therapie.

Leinsamen in den Wechseljahren

Lignane (Pflanzenhormone) aus Leinsamen und andere lignanereiche Pflanzen haben in den Wechseljahren einen großen gesundheitlichen Nutzen. Lignane wirken östrogenausgleichend, das bedeutet, sie wirken sowohl bei einem Östrogenüberschuss als auch bei einem Östrogenmangel. Daher sind sie so wertvoll in den frühen und mittleren Phasen der Wechseljahre. Optimal werden die Lignane vom Körper aufgenommen, wenn man die Leinsaat kurz vor dem Verzehr in einer Kaffeemühle aufbricht.

Gewürze in den Wechseljahren

In unserer westlichen Welt ist es eher nicht üblich, Gewürze zur Regulierung der Gesundheit einzusetzen. Bekannt sind sie weitgehend nur im Zusammenhang mit der Verdauung, werden ansonsten eher nicht mit der Gesundheit in Zusammenhang gebracht.

Anders ist es zum Beispiel in China oder im Iran. An der Universität Teheran wurde in einer Studie[16] daher der Effekt einer solchen Wirkstoffkombination, bestehend aus den Extrakten dreier Gewürzpflanzen (Ingwer, Zimt und Safran) und einer Heilpflanze (Erd-Burzeldorn), die vor allem in der TCM eingesetzt wird, auf die Intensität der Wechseljahresbeschwerden von Frauen in der Postmenopause untersucht. Symptome wie Hitzewallungen, Schlafstörungen, Herzbeschwerden, depressive Verstimmungen sowie Muskel- und Gelenkbeschwerden verbesserten sich signifikant. Die Sexualfunktion und urogenitale Beschwerden wie Blasenschwäche und Reizblase zeigten hingegen keinerlei Verbesserung unter der Einnahme des Präparats.

Tipp

Verzichten Sie unbedingt auf scharfe Gewürze und sehr heiße anregende Getränke, da diese Schweißausbrüche fördern oder auslösen können. Besonders das in Paprika- und Chilischoten enthaltene Capsaicin (CPS), ein farbloses wasserunlösliches Alkaloid, ist für seine schweißtreibende Schärfe bekannt. CPS reizt die Nervenenden bestimmter Rezeptoren, die normalerweise Schmerzreize bei Einwirkung von Hitze erkennen. Sowohl auf der Zunge (und der Mundschleimhaut) als auch auf der Haut registrieren diese Rezeptoren (sog. TRP-Kanäle) eine schmerzhafte (jedoch nur scheinbare!) Erhitzung, welcher der Organismus durch vermehrte Durchblutung des Gewebes zum Zweck der Wärmeabfuhr entgegenwirkt. Dadurch kommt es zu einer reflexartig gesteigerten Schweißproduktion und einer lokalen Rötung, wie bei einer leichten Verbrennung.

Granatapfel

Der „Apfel der Aphrodite“ wurde schon von den Griechen bei Frauenleiden eingesetzt. Granatapfel soll die körpereigene Selbstregulierung der Hormone unterstützen. Mittlerweile wird der Einfluss der Kerne auf Wechseljahresbeschwerden und Stimmungsschwankungen auch wissenschaftlich untersucht. In der Prämenopause lohnt es den Versuch, Granatapfelpulver in die Ernährung einzubauen.

Curcuma

Curcuma kann in der Postmenopause Östrogendefizite teilweise ersetzen. Außerdem hemmt es die Osteoklasten (Zellen die den Knochenabbau fördern) und ist so auch eine klitzekleine Hilfe gegen Osteoporose. Da Curcuma den Neuaufbau von Bindegewebe und Kollagen fördert, lohnt es sich allemal, dieses Gewürz zu konsumieren.

Balance mit Detox

Wenn wir als Frau nicht mehr menstruieren, fällt eine Möglichkeit für Deinen Körper weg zu entsäuern. Nun wählt der Körper die Strategie, die angefallene Säure über das Schwitzen auszuscheiden. Wer darauf achtet, den Basenhaushalt zu stärken, schwitzt eindeutig weniger in den Wechseljahren. Eine Detoxkur ist deshalb eine richtig gute Idee, um den Körper von Säuren zu entlasten.

Übersäuerung, woher kommt das?

Ein konstanter Blut-pH-Wert ist lebensnotwendig. Dieser liegt im Plasma bei 7,4. Leben wir ungesund, essen falsch, trinken das Fasche und zu wenig und bewegen uns zu wenig, entstehen im Stoffwechsel saure Abbauprodukte, die entsorgt werden müssen. Unser schlauer Körper legt die Säuren ins Fettgewebe, Muskelgewebe und in die Faszien. Dadurch übersäuert langsam unser Körpergewebe.

Es treten dann Symptome auf, wie:

- Akne
- Antriebsschwäche
- Appetitlosigkeit
- Brüchige Haare
- Cellulite
- Fahle Haut
- Haarausfall
- Hautunreinheiten
- Immunschwäche
- Rasches Ermüden
- Schmerzen und Verspannungen
- Übelkeit

Der gesamte Organismus leidet. Wobei jedes Organ seine Symptome hat. Viele Beschwerden in den Wechseljahren werden durch eine Übersäuerung des Körpers verstärkt. Eine Übersäuerung, die nicht mehr über die Monatsblutung minimiert werden kann, verbraucht Mineralstoffe wie Calcium und Magnesium, da diese dazu benutzt werden, die Säuren zu neutralisieren. Der Knochenstoffwechsel, Haut und Haare leiden an diesem Mineralstoffmangel. Sorgen Sie deshalb für eine mineralstoffreiche Ernährung. Es ist sinnvoll die Mineralien im Bluttest zu kontrollieren und eventuell mit Nahrungsergänzungsmitteln zu arbeiten.

Ein Mineralstoffmangel führt zu einer Entmineralisierung von:

- Knochen
- Haaren
- Haut
- Nägeln

Mit regelmäßigem Basenfasten können Sie gezielt und einfach etwas gegen die Übersäuerung Ihres Körpers tun.

Säure-Basen-Haushalt ausbalancieren

Ein unausgeglichener Säure-Basen-Haushalt durch ungesunde Ernährung, Stress und mangelnde Bewegung kann zu einer Vielzahl von Alltagsbeschwerden führen. Zivilisationskrankheiten wie Gicht, Allergien, Schmerzerkrankungen und Rheuma stehen in Zusammenhang mit einer Übersäuerung des Körpers. Aber auch Beschwerden in den Wechseljahren werden durch eine Übersäuerung verstärkt. Durch die Wiederherstellung des Gleichgewichts - vor allem durch eine basenreiche Ernährung - lassen sich viele dieser Beschwerden lindern, oder sogar heilen.

Jede Nahrung wird im Körper zu Säuren oder Basen verstoffwechselt. Ein Säureüberschuss des Körpers verbraucht viele Mineralstoffe und fördert Osteoporose. Kann die Säure nicht mehr über die Monatsblutung verringert oder die entgiftenden Organe Haut, Leber, Niere, Darm und Lunge abgepuffert und ausgeleitet, werden überlastet das das System. Dann werden die überschüssigen Säuren nicht mehr ausgeschieden, sondern in Bindegewebe, Muskeln und Gelenken eingelagert. Es entstehen Säuredepots, die im besten Fall als Hautunreinheiten, Haarausfall und Cellulite, im schlechtesten Fall als Muskel oder Gelenkerkrankung sichtbar werden. Wird das Säuredepot zu groß, versucht der Körper es über eine Überhitzung zu verbrennen. Das ist der Grund dafür, dass eine Übersäuerung Hitzewallungen fördern kann.

Welche Faktoren spielen für eine Übersäuerung noch eine Rolle?

Stress und zu wenig Bewegung fördern Säurebildung im Körper. Wenn Sie zu den Frauen gehören, die die Wechseljahre ablehnen und sich innerlich dagegen auflehnen, fördern Sie die Übersäuerung Ihres Körpers. Warum? Bei Dauerstress werden verstärkt Hormone wie Cortisol, Adrenalin und Noradrenalin ausgeschüttet. Diese Hormone haben Einfluss auf die Atmung, das Verdauungssystem und die Durchblutung. Sind diese in ihrer Funktionsweise beeinträchtigt, kann es zur Übersäuerung kommen.

Gestresste Menschen atmen oft hastig und flach. Dadurch gelangt nicht genügend Sauerstoff ins Blut. Dieser ist aber nötig, um saure Abfallprodukte abtransportieren zu können.

Bei einer zu geringen Sauerstoffzufuhr verringert der Körper die Energiebereitstellung und erhöht gleichzeitig die Milchsäureproduktion. Der Körper übersäuert.

Was können Sie tun?

Beschäftigen Sie sich mit Ihrer Ernährung, es macht Ihnen den Wechsel einfacher. Ein guter Weg zum Entsäuern ist das Basenfasten. Lassen Sie sich beraten.

Verringern Sie Ihren Stress. Natürlich kann niemand von uns Stress komplett vermeiden, die meisten können ihn aber minimieren und lernen besser mit ihm umzugehen. Es gibt eine Menge Möglichkeiten, wie Entspannungsübungen, Sport, Achtsamkeitstraining, Binaurale Beats und viele mehr. Lassen Sie sich beraten.

Basenfasten

Im Herbst und Winter und nach den Feiertagen haben wir das Gefühl, zu viel und zu schwer zu essen und uns zu wenig zu bewegen. Leider trügt unser Gefühl uns in der Regel nicht. Die Waage zeigt auch etwas mehr Gewicht an und wir fühlen uns träge.

Mit einer Woche Basenfasten, also Fasten mit Obst und Gemüse - ganz ohne zu hungern - können Sie dem entgegenwirken. Ihr Stoffwechsel kommt wieder in Schwung, die Pfunde schmelzen, und Sie können mit neuer Energie in den Frühling starten.

Das Basenfasten reguliert den Säure-Basen-Haushalt des Körpers und aktiviert den Stoffwechsel. Säuren und Basen entstehen natürlicherweise bei der Verdauung. Ein dauerhafter Überschuss an Säuren belastet den Organismus, wirkt sich negativ auf die Verdauung aus und verlangsamt den Stoffwechsel.

Die Folgen einer Übersäuerung sind:

- Anfälligkeit für Karies
- Blähungen
- Darmträgheit
- Durchfall
- Fahler Teint
- Gewichtszunahme
- Hautprobleme
- Kopfschmerzen
- Migräne
- Müdigkeit
- Muskelkrämpfe
- Osteoporose
- Rheuma
- Schlaffes Gewebe
- Verstopfung u.v.m.

Zu viele Säuren im Körper machen unseren Stoffwechsel träge, unsere Haare spröde und lassen uns schlecht schlafen.

Wer das Schlappheitsgefühl loswerden will, setzt bei der Ernährung auf die Formel: 80 Prozent basische Lebensmittel, 20 Prozent saure.

Um sich basenreicher zu ernähren, meidet man Säurebildner wie Fleisch, Fisch, Milchprodukte, Getreide oder Zucker und nimmt viel Obst, Gemüse, Kräuter und Pflanzenöle zu sich.

Ein basenreiches Leben gelingt dann am besten, wenn man weiß, wo die Säurefallen sind und wie man mit Säurebildnern sparsam umgeht. Lassen Sie sich beraten, es lohnt sich.

Phytohormone

Als Phytotherapie bezeichnet man die Therapie mit Heilpflanzen. Einige dieser Heilpflanzen haben hormonähnliche Wirkstoffe. Diese Wirkstoffe fallen dann in die Kategorie Phytohormone.

Phytohormone regen den Hormonhaushalt an, eigene Hormone zu bilden. Deshalb kann man sie gut in der Prämenopause und Perimenopause einsetzen. In der Menopause und der Postmenopause ist die körpereigene Hormonproduktion zum Erliegen gekommen und diese anregende Wirkung kann nichts mehr bewirken. Phytohormone sind also dann angezeigt, wenn eine milde Unterstützung benötigt wird. Aber auch hier sollte sich fachlicher Rat geholt werden. Mit fachlichem Rat meine ich nicht den Rat einer Apothekerin, da diese nicht wirklich kompetent beraten kann. Warum ist das so? Weil ohne dass die aktuelle Hormonkonstellation der Frau bekannt ist, keine ordentliche Beratung möglich ist. Ein Hormontest ist zwingend notwendig.

Warum?

Ihnen wird ein Sojaprodukt empfohlen, das Sie auch einnehmen. Sind Sie hormonell in einer Östrogendominanz (zu viel Östrogen im Verhältnis zum Progesteron), werden Sie mit diesem Produkt leiden. Das Phytoöstrogen das im Soja enthalten ist kann Ihre Östrogendominanz verstärken.

Daher werde ich hier keine entsprechenden Pflanzen und ihre hormonelle Wirkung aufzählen, da ich leider in der Praxis Frauen sehe, die ohne kompetente Beratung diese Phytohormone falsch anwenden und deshalb leiden und so die Phytohormone in Verruf geraten.

Fazit

Keine Einnahme von Phytohormonen ohne vorherigen Hormonstatus!

Cave

Frauen mit hormonabhängigem Brustkrebs sollten keine Phytohormone verwenden.

Bioidentische Hormone

Bioidentische Hormone werden aus Pflanzenstoffen gewonnen, die aber im Labor synthetisiert wurden um sie in Hormone umzuwandeln. Diese bioidentischen Hormone entsprechen im Bauplan den körpereigenen Hormonen. Die Nebenwirkungen der synthetischen Hormone fallen weitgehend weg. Auch hier gilt, erst Hormone bestimmen lassen, dann bioidentische Hormone einsetzen.

Da es nur wenige Ärzte gibt, die bioidentische Hormone verordnen, ist es schwierig, eine solche Therapie zu bekommen. Heilpraktiker dürfen bioidentische Hormone nur in homöopathischer Dosierung verschreiben. Aus meiner Erfahrung sind diese Präparate aber durchaus wirksam und empfehlenswert.

Cave

Frauen mit hormonabhängigem Brustkrebs sollten keine Hormon-Ersatz-Therapie verwenden.

Akupunktur/Akupressur

Akupunktur und Akupressur stammen aus der traditionellen chinesischen Medizin (TCM). Bei dieser Therapieform werden bestimmte Energiepunkte mit einer Nadel oder mit Fingerdruck stimuliert, um ein körperliches, emotionales und seelisches Gleichgewicht zu fördern.

Durch Akupunktur/Akupressur werden gestaute, blockierte oder erschöpfte Energie zum Fließen gebracht umso die Balance des Körpers wiederherzustellen.

Aus meiner Erfahrung wirken die Techniken besonders gut bei:

- Brustschmerzen
- Depressiven Verstimmungen
- Hitzewallungen
- Leistungsschwäche
- Müdigkeit
- Schlafproblemen
- Unterleibsschmerzen

Heilsteine, die in den Wechseljahren hilfreich sind

Mondstein

Der Mondstein kann positiv auf den Hormonhaushalt der Frau wirken und ist besonders in der Prämenopause und Perimenopause ein hilfreicher Heilstein. Da der Mondstein auch ausgleichend auf die weibliche Psyche wirkt, kann er aber auch in der Postmenopause gute Dienste leisten.

Flußspat

Der Flußspat gleicht Hormonschwankungen aus und wirkt gegen typische Beschwerden in den Wechseljahren wie Hitzewallungen, Gewichtszunahme, Scheidentrockenheit und Herzrasen.

Chalcedon

Chalcedon hilft gegen Schlafstörungen und wirkt sich positiv auf das Halschakra und so auf die Schilddrüse aus. Wenn die Wechseljahre sprachlos machen, ist er der Heilstein der Wahl.

Dioptas

Der Dioptas oder Kupfersmaragd wirkt sich beruhigend auf die Psyche aus.

Turmalin

Schon seine tiefrote Farbe zeigt seinen Bezug zu Blut und den weiblichen Geschlechtsorganen. Er gilt deshalb als Schutzstein der weiblichen Geschlechtsorgane.

Achtsamkeit in den Wechseljahren

Achtsamkeit ist nicht nur ein Thema für die Wechseljahre. Doch gerade jetzt kann ein achtsames Leben sehr hilfreich sein. Die Internistin und Spezialistin für Frauengesundheit Richa Sood konnte in einer Studie[17] zeigen, dass sich Wechseljahrsbeschwerden durch Achtsamkeitsübungen verringern lassen. Je mehr Stress durch die Wechseljahre ausgelöst wird, desto höher ist die Wahrscheinlichkeit Wechseljahrssymptome zu entwickeln.

Achtsamkeit wirkt sich dabei allerdings nur auf die psychischen Symptome wie Stimmungsschwankungen, Reizbarkeit, Angst und depressive Stimmungslagen aus. Hitzewallungen, Schweißausbrüche oder andere körperliche Symptome werden nicht beeinflusst.

Was ist Achtsamkeit?

Achtsamkeit bedeutet, sich mit seiner Aufmerksamkeit im hier und jetzt zu befinden. Vielleicht sind Sie jetzt verwirrt. Wo sollten Sie den sonst sein? Viele Menschen sind die wenigste Zeit mit ihrer Aufmerksamkeit im gegenwärtigen Moment. Entweder sie grübeln über ein Ereignis der Vergangenheit nach, oder planen schon die Zukunft.

Beobachten Sie sich einmal, wie oft sind Sie mit Ihren Gedanken bei einem Ereignis aus Ihrer Vergangenheit? Vielleicht denken Sie darüber nach wie ungerecht Sie behandelt wurden, oder wie falsch Sie eine Situation eingeschätzt haben. Vielleicht trauern Sie Ihrer jugendlichen Schönheit oder vertanen Chancen nach.

Wie häufig sind Sie in Gedanken schon mit der Planung der Zukunft zugange? Obwohl Sie mit Ihrer Freundin gemütlich zusammensitzen planen Sie im Kopf das Meeting des nächsten Tages, oder gehen den Einkaufszettel durch.

Achtsamkeit hingegen bedeutet, in einem klaren Bewusstseinszustand zu sein, der es Ihnen erlaubt, jede innere und äußere Erfahrung im gegenwärtigen Moment vorurteilsfrei zu bemerken und zuzulassen.

Achtsamkeit ist also eine Form von Konzentration, bei der man bewusst wahrnimmt, was im gegenwärtigen Moment ist, ohne zu urteilen.

Nicht Urteilen

Auch das noch! Wie soll man das denn hinbekommen? Achtsamkeit erlernt man nicht über Nacht und ja, wir müssen es erlernen.

Mit Achtsamkeit übt man, die Ereignisse im Inneren des Körpers (Psyche und Körper) und die Erscheinungen im Äußeren (vor)urteilsfrei wahrzunehmen. Man hält inne, betrachtet Gedanken, Gefühle, Emotionen und Körperempfindungen und übt, sich von diesen nicht mitreißen zu lassen.

Durch diese Übung entsteht ein Raum zwischen der komplexen Wechselwirkung von Gedanken, Gefühlen, Körperempfindungen und Handlungen/Reaktionen.

Handlungsstrang unachtsam

Wir haben schlechte Laune und fangen an unkontrolliert zu essen, um uns zu trösten.

Handlungsstrang achtsam

Wir haben schlechte Laune. Wir registrieren dieses Gefühl. Haben wir einen guten Grund für die schlechte Laune? Wenn ja, was können wir verändern, um diesen Grund aufzulösen. Wenn nein, wir nehmen das Gefühl an, ohne uns, zu dafür verurteilen, oder wir entscheiden uns die schlechte Laune bewusst loszulassen.

Besorgen Sie sich entsprechende Literatur oder besser, besuchen Sie einen Achtsamkeitskurs, es lohnt sich!

Selbstfürsorge

Eine Hormonumstellung über eine so lange Zeit bringt einiges an Herausforderungen mit sich. In dieser Zeit kann es passieren, dass einen die Gefühle übermannen, die Selbstsicherheit sich in Luft auflöst und man das Gefühl hat, sich nicht mehr zu kennen. Alles ist in Veränderung und das, was bisher als unumstößliche Wahrheit erschien, kippt einfach so weg, um einer neuen Lebensweisheit Platz zu machen. Nutzen Sie die Zeit und entdecken Sie sich neu. Bleiben Sie neugierig, wenn sich die Frau hinter der Fassade zeigt. Sie hat ungeahnte Kraftquellen im Gepäck, die Ihnen den Weg zeigen, wie und wodurch Sie Kraft tanken können. Jede vermeintliche Krise ist eine Chance, Altes, Überdauertes zu überdenken, loszulassen, um neue Wege zu beschreiten.

Schaffen Sie sich ein Schreibheft/Tagebuch an

Die Wechseljahre bringen nicht selten unser Selbstbild zum Wanken. Wir fangen an, unser bisheriges Leben in Frage zu stellen. Setzen Sie sich in Ruhe damit auseinander. Schreiben Sie alles auf, was Ihnen so in den Sinn kommt und prüfen Sie es auf seinen Wahrheitsgehalt.

Wenn Sie in einer düsteren Stimmung sind, können Sie sich auch folgende Fragen stellen:

Was habe ich in der Vergangenheit geleistet?

Was kann ich so richtig gut?

Worauf blicke ich gerne zurück und bin stolz darauf?

Was kann ich loslassen/aufgeben, weil es mir nicht mehr dient?

Was möchte ich ganz bewusst auswählen, um es mit in meine neue Lebensphase zu nehmen?

Malen Sie das Bild Ihrer Zukunft

Das können Sie wörtlich nehmen und es wirklich malen, oder aber Sie gestalten ein Vision-Board, oder halten es schriftlich fest. Veränderung hin zum Positiven geschieht immer über Gefühle. Sie haben jeden Tag die Wahl, sich Ihre Zukunft in den schönsten Farben auszumalen, oder aber alles grau und öde zu sehen. Egal für welchen Weg Sie sich entscheiden, die Wechseljahre und das Alter lassen sich nicht aufhalten. Warum machen Sie dann nicht das Beste daraus?

Hören Sie auf sich zu vergleichen

Sich zu vergleichen ist eine typisch menschliche Eigenschaft. Es gibt aber einen Unterschied bei Männern und Frauen. Das trifft natürlich nicht zu 100 Prozent zu, aber doch häufig. Männer vergleichen Leistung, Frauen vergleichen ihr Aussehen.

Das hat einem, wenn man das schon sein ganzes Leben getan hat, schon einen großen Knacks im Selbstwert verpasst. In den Wechseljahren kann es einem den Rest geben.

Lassen Sie es sein! Hat es Ihnen in Ihrem nicht ganz kurzen Leben jemals etwas gebracht? Ich meine klar hat es das, Sie fühlten sich schlecht, hässlich, unterbelichtet.... Nur eins hat es nicht, Sie weitergebracht.

Sie sind einzigartig, ein unvergleichbares Unikat. Versuchen Sie sich dennoch mit einem anderen Unikat zu vergleichen, ist das immer zum Scheitern verurteilt. Es bringt nichts außer Leid!

Wechseljahre nach Hildegard von Bingen

In Ihrem Werk CAUSAE ET CURAE beschreibt Hildegard von Bingen alle Phasen der Wechseljahre. In jedem Fall für die interessierte Frau eine interessante Lektüre, wenn auch nicht leicht zu lesen.

Ein Phytotherapeutikum, das Hildegard in ihrer Kräutermedizin beschreibt, ist die Weinraute (Ruta graveolens). Es lohnt sich, diese Pflanze als Heilkraut im Garten zu pflanzen.

Wie der Mönchspfeffer, auch als Keuschlamm bezeichnet, nutzten Mönche die Weinraute, um ihre Lust zu mäßigen, damit sie ihr Keuschheitsgebot einhalten konnten.

Hildegard schreibt in ihrem Buch 'Physica' über die Weinraute:

„[...] sie ist stark an Kräften bezüglich Feuchtigkeit und gut gegen trockene Bitterstoffe, die in jenem Menschen wachsen, in dem es an rechten Säften mangelt. [...] Und gegessen unterdrückt sie die unrechte Glut des Blutes im Menschen. Denn die Wärme der Raute vermindert die unrechte Wärme der Schwarzgalle und gleicht die unrechte Kälte der Schwarzgalle aus, und so wird es dem Menschen, der melancholisch ist, besser gehen, wenn er sie nach den anderen Speisen isst."

Für uns moderne Menschen schwer verständlich. Übersetzt man Schwarzgalle als Stoffwechselgifte und Übersäuerung, wird es etwas einfacher.

Hitzewallungen werden durch Stoffwechselgifte und Übersäuerung verstärkt und können, wenn die Menstruation ausbleibt, nicht mehr mit dem Mondblut (Menstruationsblut) ausgeschieden werden. Die Weinraute hilft, diese Schlacken auszuscheiden und verbessert nachhaltig die Neigung des Körpers, mit Hitzewallungen zu reagieren.

Wer die Weinraute im Garten kultiviert hat, tut gut daran, sie frisch zu verzehren. Idealerweise nach dem Essen, während eines kleinen Spaziergangs durch den Garten. Ein oder zwei Blättchen der sehr bitteren Raute können durchaus genossen werden. Das nimmt nach Hildegard auch gleich eventuelle Verdauungsbeschwerden. In einem Hildegardladen bekommen Sie aber auch Weinrautenpresslinge. Zu viel davon wirkt jedoch giftig! Verwenden Sie Weinraute deshalb stets nur ausgesprochen sparsam.

Gegen Hitzewallungen, Stimmungsschwankungen, Schlafstörungen und Blutdruckproblematiken ist der Aderlass nach Hildegard von Bingen ein sehr bewährtes Mittel. Dieser wird an einem der ersten sechs Tage nach Vollmond im nüchternen Zustand von einer erfahrenen Therapeutin durchgeführt. Ich persönlich schwöre darauf.

Hormonyoga

Hormon-Yoga war eine Zeit lang in aller Munde. Die Psychologin Dinah Rodrigues entwickelte im Alter von 60 Jahren diesen Zweig des Yoga, speziell für Frauen mit Hormonproblemen. Die Elemente des Hormonyogas stammen aus verschiedenen Yogarichtungen und wirken gezielt auf die Hormondrüsen Eierstöcke, Schilddrüse, Hirnanhangsdrüse (Hypophyse) und Nebennieren. Diese Yogarichtung verhindert die Wechseljahre nicht, ermöglicht aber ein Leben voll Energie und Lebensfreude mit wenigen Beschwerden.

Links

1 https://pubmed.ncbi.nlm.nih.gov/23770320/

2 https://pubmed.ncbi.nlm.nih.gov/24800876/

3 https://www.ncbi.nlm.nih.gov/pubmed/12117397

4 http://www.ox.ac.uk/research/research-impact/million-women-study

5 https://www.aerzteblatt.de/nachrichten/101486/Einfluss-der-Hormonersatztherapie-auf-das-Alzheimerrisiko ;

https://link.springer.com/article/10.1007/s15005-019-0078-2

6 https://www.ncbi.nlm.nih.gov/pmc/articles/PMC6473414/

7 https://www.swanstudy.org/

8 https://www.thieme-connect.com/products/ejournals/html/10.1055/s-2003-43537

9 https://www.bmj.com/content/349/bmj.g6015

10 https://www.ncbi.nlm.nih.gov/pubmed/15637219

11 https://www.ncbi.nlm.nih.gov/pubmed/11398593

12 https://www.thelancet.com/journals/lancet/article/PIIS0140-6736(13)61647-5/fulltext

13 https://pubmed.ncbi.nlm.nih.gov/29554173/

14 https://jamanetwork.com/journals/jamadermatology/fullarticle/420008

15 https://journals.lww.com/menopausejournal/Citation/2017/09000/Effect_of_Foeniculum_vulgare_Mill___fennel___on.6.aspx

16 https://pdfs.semanticscholar.org/740e/1bf915981c0ceb21b4cae401f291f24b1614.pdf

17 https://www.tandfonline.com/doi/abs/10.1080/13697137.2018.1551344?journalCode=icmt20

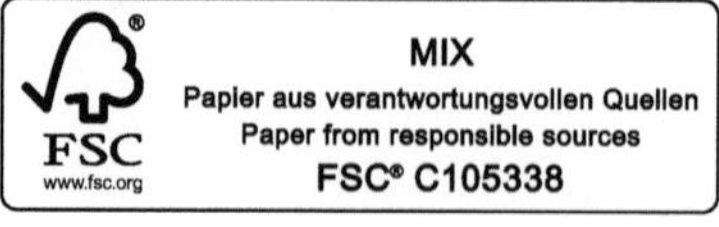

Printed by Books on Demand GmbH, Norderstedt / Germany